U0122179

探秘中药系列

中国药学会　中国食品药品检定研究院　中国健康传媒集团

组 织 编 写

探秘阿胶

总主编　马双成

主　编　林永强　康　帅　汪　冰

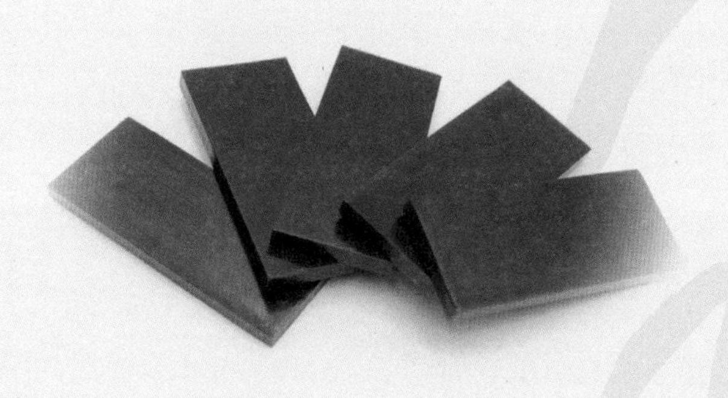

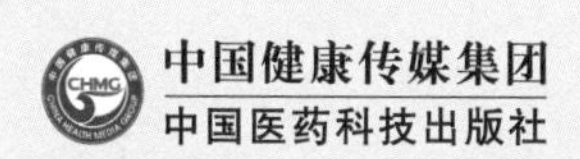

内 容 提 要

阿胶具有悠久的药用历史。本书为“探秘中药系列”之一，由中国药学会、中国食品药品检定研究院、中国健康传媒集团组织编写，内容实用，语言通俗。全书分为阿胶之源、阿胶之品、阿胶之用三部分，全面介绍了阿胶的历史渊源、质量保障、合理使用等知识，并附有相关内容的视频二维码，方便读者更深入详细地了解阿胶。本书既可为临床用药提供参考，也可作为公众了解中药知识的科普读物。

图书在版编目（CIP）数据

探秘阿胶 / 林永强，康帅，汪冰主编 . —北京：中国医药科技出版社，2023.12

（探秘中药系列）

ISBN 978-7-5214-4138-3

Ⅰ . ①探… Ⅱ . ①林… ②康… ③汪… Ⅲ . ①阿胶—普及读物 Ⅳ . ① R282.71-49

中国国家版本馆 CIP 数据核字（2023）第 172378 号

美术编辑 陈君杞

版式设计 也 在

出版 **中国健康传媒集团** | 中国医药科技出版社

地址 北京市海淀区文慧园北路甲 22 号

邮编 100082

电话 发行：010-62227427 邮购：010-62236938

网址 www.cmstp.com

规格 889 × 1194 mm $^{1}/_{32}$

印张 5 $^{3}/_{8}$

字数 111 千字

版次 2023 年 12 月第 1 版

印次 2023 年 12 月第 1 次印刷

印刷 北京侨友印刷有限公司

经销 全国各地新华书店

书号 ISBN 978-7-5214-4138-3

定价 36.00 元

获取新书信息、投稿、为图书纠错，请扫码联系我们。

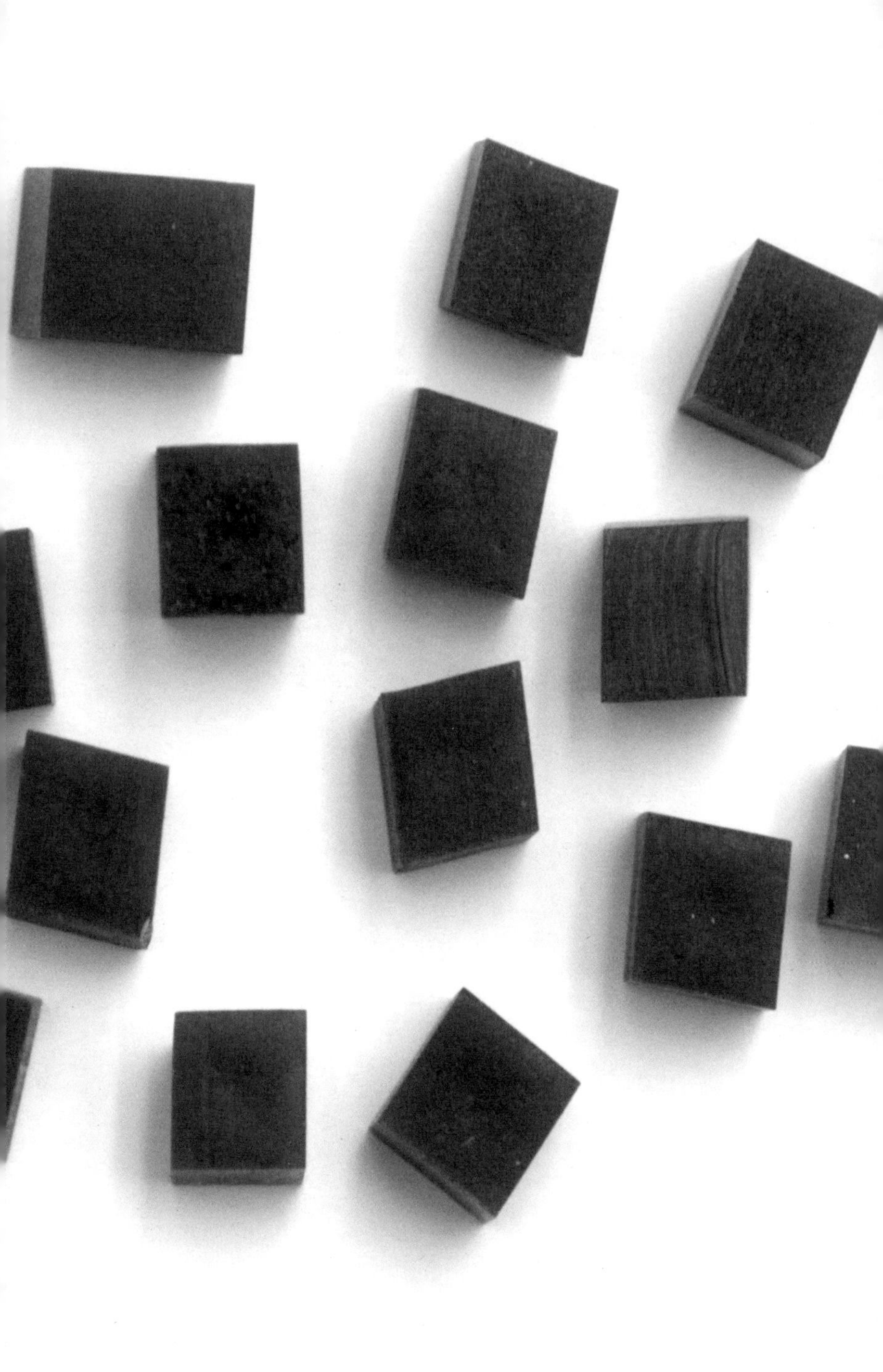

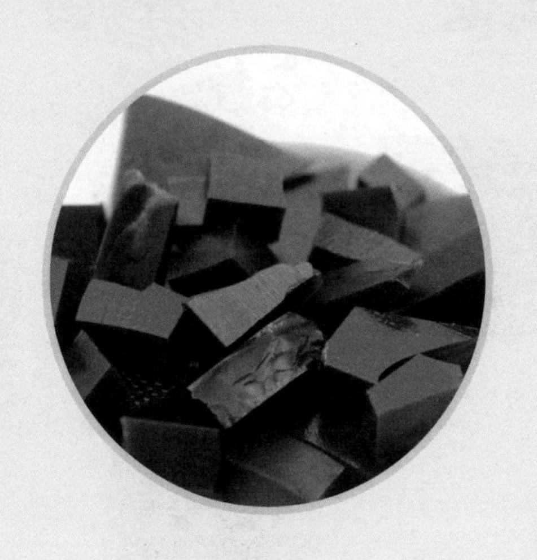

丛书编委会

本书编委会

总主编 马双成

主　编 林永强　康　帅　汪　冰

副主编 焦　阳　刘洪超　郭东晓　林　林　崔伟亮

编　委（按姓氏笔画排序）

于凤蕊　于雅萌　王晓燕
牛　艳　尹　雪　田汝芳
孙　仟　孙沛霖　刘月帅
许丽丽　周广涛　周倩倩
徐兴燕　聂黎行　栾永福
梅桂雪　程显隆　解盈盈
臧远芳　谭乐俊　薛　菲
穆向荣

总主编简介

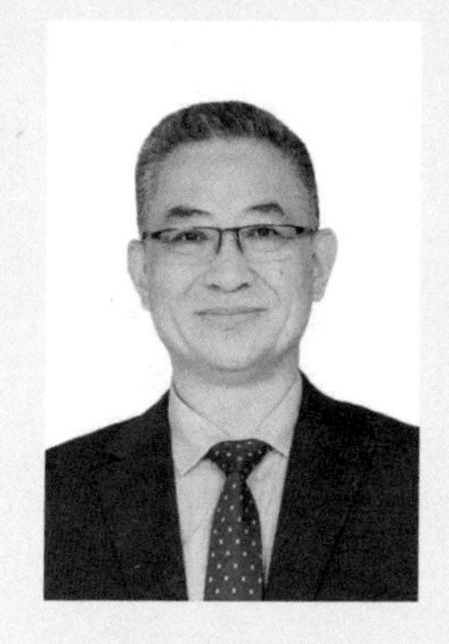

马双成，博士，研究员，博士研究生导师，享受国务院政府特殊津贴专家。现任中国食品药品检定研究院中药民族药检定所所长、中药民族药检定首席专家，世界卫生组织（WHO）传统医药合作中心主任，国家药品监督管理局中药质量研究与评价重点实验室主任，《药物分析杂志》执行主编，科技部重点领域创新团队“中药质量与安全标准研究创新团队”负责人。先后主持“重大新药创制”专项、国家科技支撑计划、国家自然科学基金等30余项科研课题的研究工作。发表学术论文380余篇，其中SCI论文100余篇；主编著作17部，参编著作16部。2009年获中国药学发展奖杰出青年学者奖（中药）；2012年获中国药学发展奖食品药品质量检测技术奖突出成就奖；2013年获第十四届吴阶平医学研究奖-保罗·杨森药学研究奖；2014年入选“国家百千万人才工程”，并被授予“有突出贡献中青年专家”荣誉称号；2016年入选第二批国家“万人计划”科技创新领军人才人选名单；2019年获第四届中国药学会-以岭生物医药创新奖；2020年获“中国药学会最美科技工作者”荣誉称号。

主编简介

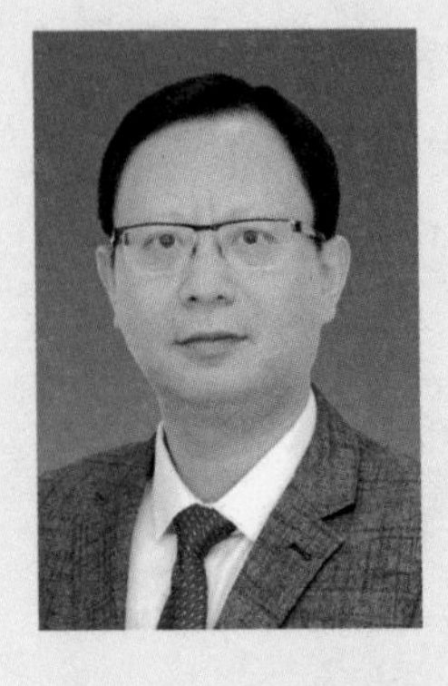

林永强，博士，主任药师，博士研究生导师，现任山东省食品药品检验研究院党委委员、副院长，国家药品监督管理局胶类产品质量评价重点实验室主任、中药标准创新与质量评价山东省工程研究中心主任、中药配方颗粒共性技术山东省工程研究中心主任。兼任山东省中药协会副会长、秘书长，中国药学会药物分析专业委员会委员，《药物分析杂志》《中草药》编委。主持山东省重大科技创新工程项目、国家级和省部级项目20余项。获山东省科学技术进步二等奖3项（前三）、三等奖1项，中华中医药学会一等奖（2/15）、中国产学研合作创新与促进奖二等奖（1/10）等科学技术奖15项。主持国家级、省级标准制修订500余项，发表论文100余篇，撰写论著10余部，获国家发明专利40余项。2020年被评为“山东省有突出贡献的中青年专家”，2021年被授予“全国药品监管系统先进个人”荣誉称号，2022年当选为“第十二届国家药典委员会委员”。

主编简介

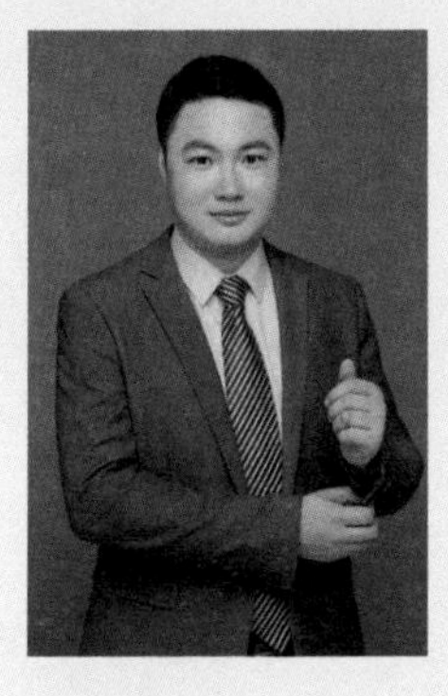

康帅，博士，副研究员，中国食品药品检定研究院中药民族药检定所中药标本馆副主任，中国中药协会中药数字化专业委员会秘书长，中华中医药学会中药标准与检验科学传播团队专家组成员，世界卫生组织传统医药合作中心和科技部重点领域中药质量与安全标准创新团队核心成员，国家药品监督管理局中药质量研究与评价重点实验室学术委员会委员，《药物分析杂志》《中国药学杂志》等审稿人。

从事中药材鉴定、中药数字化标本馆建设、中药材标准研究等方面的相关工作十余年。主要研究方向为本草文献、中药材鉴定和中药质量评价研究。主持青海省科技厅创新平台建设专项子课题 1 项、中国食品药品检定研究院关键技术基金课题 1 项，参加国家重大科技专项、国家自然科学基金、国家中医药管理局、青海省科技厅以及香港卫生署等多项科研任务。发表国内外学术论文 70 余篇；参与编写著作 30 余部（其中主编 10 部，副主编 7 部），如《中国种子中药材鉴定研究图典》《中国中药材及饮片真伪鉴别图典》《探秘三七》《中国药品检验标准操作规程》《中华人民共和国药典》（英文版）等。

主编简介

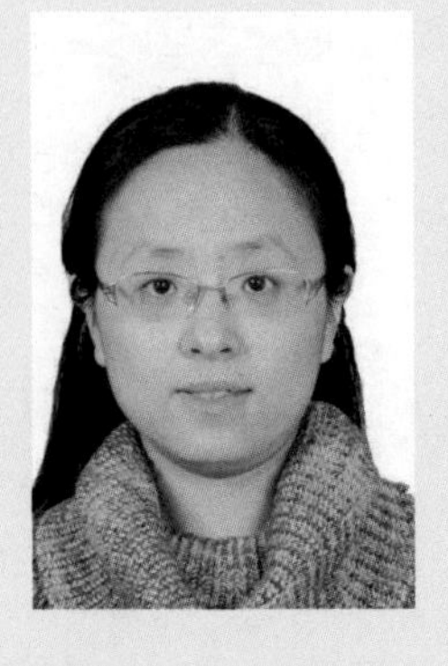

汪冰，主任中药师，硕士研究生导师。现任山东省食品药品检验研究院中药室副主任。兼任中国中药协会中药数字化专业委员会副主任委员，国家药品监督管理局胶类产品质量评价重点实验室学术委员会委员，国家药品检验系统民族药专业委员会委员。主持泉城产业领军人才支持计划创新团队研究项目1项，承担山东省重大关键技术攻关项目1项，参与国家仪器重大专项、山东省自然科学基金等多项科研课题研究项目。获山东省科技进步二等奖3项、中华中医药学会一等奖1项、中国产学研合作创新与促进奖二等奖1项、山东省药学会科学技术奖9项。发表学术论文50余篇，参编论著9部，获发明专利10余项。

前 言

科技创新、科学普及是实现创新发展的两翼，要把科学普及放在与科技创新同等重要的位置。中医药是中华文明的瑰宝，凝聚着中华民族的博大智慧。随着人们生活水平的不断提高，中医药已不只是在防病、治病中发挥作用，中医药的养生健康、“治未病”理念也逐渐融入人们的日常生活中。因此，增强中药安全用药的意识，形成良好的用药习惯，是非常重要，也是非常必要的。

近年来，为继承和发扬中医药文化，宣传和普及中药的合理用药常识，中国食品药品检定研究院联合组织中药学领域专家开展了“探秘中药系列”的编写工作。这套科普书籍以“药食同源”中药为主，每种中药单独成册，从中药的源、品、用三个层面全面介绍中药的历史渊源、质量保障、合理使用等知识，同时将反映药材的采收、加工、炮制等相关视频资料通过二维码的方式呈现，让读者更加直观和深入地了解每种中药。

在中国健康传媒集团中国医药科技出版社的大力支持下，

本次共出版10册，内容涉及黄芪、党参、莲子等10种公众关注度较高且常用的中药材，以期为相关专业的基层医务人员、监管人员和检验人员提供专业参考，也希望“探秘中药系列”可以成为公众健康生活、快乐生活的“好帮手”。

2023年8月

编写说明

2016年12月，国务院新闻办公室发布了《中国的中医药》白皮书，中医药的发展被提到国家层面。《健康中国行动（2019—2030）》提出的15项重大行动中，第一项就是“健康知识普及行动”，旨在帮助每个人学习、了解、掌握有关预防疾病、早期发现、紧急救援、及时就医、合理用药等维护健康的知识与技能，增强自我主动健康意识，不断提高健康管理能力。

中医药是中华文明的瑰宝，担负着除病济世、造福百姓的重任，凝聚着中华民族的博大智慧，为中华民族繁衍生息和文化传承做出巨大贡献，对世界文明进步产生积极影响。中医药在抗击严重急性呼吸综合征、预防和治疗新型冠状病毒肺炎疫情中发挥了独特的作用和价值，让世界认识到中医药的作用和力量。

随着人们生活水平的提高，中医药已不只是在防病治病中发挥作用，中医药的养生健康、“治未病”理念也逐渐融入人们的日常生活。阿胶为药食同源类中药，具有悠久的药用历史，长沙马王堆出土的《五十二病方》中记载了先秦时期就有以胶入药的方剂。《神农本草经》将阿胶列为上品，历代本草和医家典籍皆有关于阿胶的使用记载，阿胶不仅是防病治病的良药，也是人们养生保健的佳品。

为了使公众更加系统、全面地认识和了解阿胶，笔者查阅大量相关书籍、专业期刊，咨询相关领域专家学者，并深入阿胶道地产区进行调研，编写了《探秘阿胶》一书。本书分为阿胶之源、阿胶之品、阿胶之用三部分，全方位介绍了阿胶这一传统中药的历史渊源、质量保障、合理使用等方面的知识。本书可满足基层医务人员（药店店员、基层药师等）在患者教育和科普宣传中的实际需求，既可为临床用药提供参考，也可作为对公众进行宣传教育的基础科普读物。

本书在编撰过程中得到了中国药学会的大力支持和指导，以及有关药学专家和业内人士的热诚帮助，在此谨致以衷心的感谢！并向为本书撰稿、编校、出版工作付出辛勤劳动的同志们致以深深的谢意！

由于编者水平有限，书中疏漏与不足之处在所难免，恳请广大读者和同仁提出宝贵意见。

编者

2023 年 8 月

目录

第一章 阿胶之源

第二章 阿胶之品

第三章 阿胶之用

第一章 阿胶之源

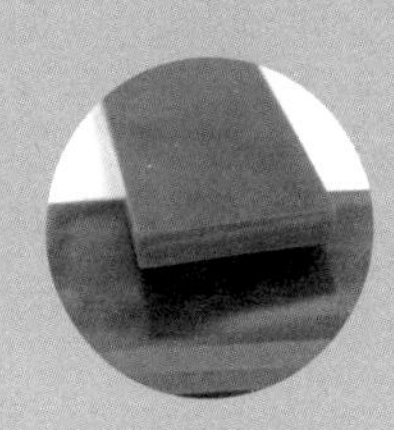

阿胶是我国传统医学常用的名贵药材，与人参、鹿茸并称为中药三宝。被历代医家视为补血、止血要药，在临床广泛应用。自诞生之日起，勤勉聪慧的劳动人民赋予了阿胶无限的生命力，生产方式由最初小作坊式的简单生产逐渐发展为大规模工业化的标准操作，形式由单一的固体阿胶发展为阿胶系列的中成药制剂及含阿胶的保健品、食品等多种产品。随着健康产业的发展与全球化进程的加速，阿胶不仅以其独特的疗效造福了我国千千万万的家庭，更是紧随世界贸易的步伐走出了国门。

阿胶的制作和应用距今已有2500多年的历史。《本草纲目》称之为“圣药”，具有补血止血、滋阴润燥等功效，现代临床应用阿胶治疗血液系统、免疫系统、心血管系统、呼吸系统等疾病，说明阿胶不仅为妇科良药，更是集预防、治疗、保健、强身健体于一身的国药瑰宝，是中华民族乃至世界的宝贵财富。

第一节
阿胶的传说

阿胶千百年的发展历史使阿胶不再是存在于史书专著中的珍品，不再是贡于皇家、流传于达官显贵的滋补佳品，劳动人民用千百年的时间见证了阿胶制作工艺的发展，阿胶以其独特的疗效造福了千千万万的家庭，成为当代不可或缺的滋补良药。同时，也留下了众多关于阿胶的美丽传说和被后人传颂的史料。这些传说和史料既是公众对阿胶喜爱之情的寄托，也是对阿胶神奇功效的赞誉。

一、焦老头智斗“黑驴精”

“镇北，有一水井，口大如轮，深六七丈，乃济水所注，古时岁常煮胶以贡天府者”，这是对阿井的描述。而东阿县生产的阿胶之所以地道正宗、产品优良，与阿井的井水有着密切关系。

相传在上古时期，五谷与杂草共同生长，药物和百花一同开放，靠打猎维持生计的百姓分不清哪些是可以吃的粮食，哪些是治病的草药，有的人如果生病了，也无医无药。神农氏眼见老百姓的疾苦，万分心疼，决意带领一部分百姓走上尝百草、采药治病的漫漫长路。

有一天，神农氏翻过一座座高山，来到一处土山下，这个土山在四周山峦的映衬下显得有些矮小，但山上星星点点，植被尚算丰富。一片绿色中的黄色花瓣分外显眼，看着那羽状复叶上盛开着朵朵小黄花，神农氏随手拔起一棵，口嚼根茎，嘴里苦味蔓延，根茎汁水也是乳状，这正是有调经、祛痰、化痰之效的阿魏草。收集草药的喜悦并不能赶走长途跋涉带来的口渴难耐，在山的另一边有一股清泉从山边汩汩流出。神农氏伏下身去，捧起泉水喝了几口，顿觉清甜可口，浑身舒适，赶紧呼唤人们来饮水。他沿着这清泉进一步探查，发现此乃齐河的一股地下潜流所注，再看看远处的阿魏草，不禁感叹道：“这真是一块宝地！”随即喊来百姓一起在此处挖井，这口井的井水旺盛、清洌甘美，又是因阿魏草的发现而得，所以人们称它“阿井”。当地老百姓视之为“神水”，一传十，十传百，聚集在井旁居住的人越来越多，久而久之形成了一座小城——阿城。在秦时，东阿县就立治于此。

时光飞逝，日月如梭，在神农氏去世后的一段时间里，受益于阿井的当地居民生活富足美满，直到一日，村内突然出现一个不知名的“黑影”，扰乱了人们平静的生活。这个“黑影”来得毫无源头，能飞檐走壁，有时似人，有时似兽，开始时只在深夜出现，匍匐在阿井旁，人们只敢在白日去井边打水，后来“黑影”逐渐化出人形，身材壮硕，皮肤黝黑，满身煞气，人们称他“黑大汉”。他不仅在黑夜占据着井口，还在白天四处骚扰当地居民，破坏家里的吃食、房屋。人们惊恐万分，再也不敢去井边打水了，即使在光天化日之下，人们也屋门紧闭。甘甜的井水被霸占，人们愁容满面，许多病症也随之而来，这可愁坏了郎中焦老头。经过一番思索，焦老头找来年轻人，用柴木削尖制成陷阱阵，上面铺满粮草，再用锁链织成网，他们把陷阱安放在一户人家院中，等待“黑大汉”的到来，等了一日一夜，他终于出现了。人们握紧手里的锁链，只见他被粮草吸引，飞到陷阱阵上，还没来得及站好就陷了进去，粮草下是尖锐的柴火，当下就把他刺得发出黑驴般的嘶叫声，人们迅速把锁链套紧，“黑大汉”再也动不了了。

第二天，人们发现竟有一头黑驴躺在陷阱中，便把这黑驴抬出来，将驴肉分给大家吃，人们吃了阿井水煮的驴肉，浑身是劲、筋骨强壮，唯有一位身怀六甲的孕妇没能吃上驴肉，分娩过后一直身体虚弱，甚至无法下床，家人看她日渐消瘦、面无血色，很是焦急，请焦老头来家里诊治，焦老头一看这妇人气虚无力，便想到那阿井水煮的驴肉，可是驴肉已经没有了，只剩下一张驴皮，焦老头稍作考虑，便让产妇家人取来驴皮，去毛、洗净、切碎，放进锅内，加入阿井水，生火熬煮，由于心急火猛，把水熬干了，驴皮竟成了一锅稠粥，粥变冷后成了黑褐色的胶。焦老头让产妇服下胶块，连续吃了七八天后，奇迹出现了，只见产妇气血回升，精神也逐渐恢复，又过了几天，病全好了。这件事情传遍了四面八方，一些体弱多病的人都来找焦老头讨胶吃。从此，焦老头这种用阿井水熬制的“阿胶”便代代相传下来。

阿胶传承至今已有千年历史，而有关阿胶的史书记载也不胜枚举。这些神话的口口相传和史料的记载，或多或少有一定文学夸张成分，但恰恰是这些流传至今的传说典故，反映了阿胶神奇的功效。《神农本草经》就有关于阿胶的记载，认为阿胶“味甘，平。主治心腹内崩，劳极洒洒如疟状，腰腹痛，四肢酸痛，女子下血，安胎。久服轻身益气”，将其列为上品。东汉医学家张仲景在《伤寒杂病论》中把阿胶列入复方中治疗疾病，黄连阿胶汤、炙甘草汤、猪苓汤等方剂至今仍被广泛应用于失眠、心律不齐、小便不通等内科疾病的治疗。唐代甄权的《药性论》中称阿胶“主坚筋骨，益气止痢”。明代李时珍在《本草纲目》中记载阿胶可治“男女一切风病”。历代医家对阿胶的性味、归经、功效、主治等均有论述，现代临床对阿胶的应用，既可单味使用，又可配伍应用，还可通过饮食疗法达到强身健体、延缓衰老、延年益寿的目的，阿胶的神奇疗效千百年来经久不衰。

二、阿胶用药，源远流长

中华文明绵延数千年，自古就有食用阿胶的传统。长沙马王堆汉墓出土的《五十二病方》中记载了先秦时期就有以胶入药的方药。汉武帝时期，张骞出使西域始有毛驴传入我国，再到《神农本草经》将阿胶列为上品，此时阿胶已成为临床常用之品，多取其补血滋阴、止血安胎之效。张仲景在

《伤寒杂病论》中以阿胶配伍成的方剂达十多个，如胶艾四物汤、黄连阿胶汤等，用于治疗内科、妇科等多种疾病，临床应用千百年，至今仍被医家所重视。

曹植是我国汉末三国时期著名的文学家，更是建安文学代表人物与集大成者。建安二十五年（220年），曹操病逝，曹丕继王位。曹植因曾与曹丕争夺王位而不得重用，数次徙封，这种状况在曹丕病逝、曹叡继位后也未好转。太和三年（229年），38岁的曹植被贬封为东阿王，来到东阿县。初到东阿时，因受兄侄多年打压迫害，曹植身体虚弱、骨瘦如柴。家人眼见曹植日渐消瘦，多方问神拜医，不久后就听闻东阿县有一“神药”，能益气补血、强身健体。于是曹植开始服用此药，一段时间后果然见效了，身体逐渐恢复。受益于“神药”的曹植赋诗一首，写下《飞龙篇》：“晨游泰山，云雾窈窕。忽逢二童，颜色鲜好。乘彼白鹿，手翳芝草。我知真人，长跪问道。西登玉台，金楼复道。授我仙药，神皇所造。教我服食，还精补脑。寿同金石，永世难老。”后人对曹植诗中所描述的“仙药”进行了考证，发现正是东阿所产的阿胶。

唐代《新修本草》针对阿胶制作质量的优劣有“今都下能作之，用皮亦有老少，胶则有清浊。凡三种：清薄者，书画用；厚二清者，名为盆覆胶，作药用之，用之皆火炙，丸散须极燥，入汤微炙尔；浊黑者，可胶物用，不入药也”的记载 。唐代《元和郡县志》记载太宗时，派遣大将尉迟恭光临东阿县，封存阿井，宣布至此之后，当地闲杂人等一律不得私启开井，制造阿胶，否则杀无赦，只有官家才可以“启封而取水”熬胶进贡。

关于阿胶用药，还有一个传说。相传还是秦王的李世民金戈铁马，在山东境内遇到王世充，一阵厮杀后，李世民小受顿挫，人困马乏，率大军在东阿县休整，当地人以阿胶熬汤供军队食用，第二天大军精神焕发，一鼓作气，大败王世充。自此，李世民对阿胶的功效赞不绝口，将其列为贡品，此后唐人开始将阿胶作为补益药饵用于食疗。

至明代，阿胶在医药中已得到广泛应用。李时珍在《本草纲目》的阿胶项下，从释名、集注、修治、气味、主治、发明、附方等方面对阿胶做了全面阐述，在论述主治中写道：“疗吐血衄血，血淋尿血，肠风下痢。女人血痛血枯，经水不调，无子，崩中带下，胎前产后诸疾。男女一切风病，骨节疼痛，水气浮肿，虚劳咳嗽喘急，肺痿唾脓血，及痈疽肿毒。和血滋阴，除风润肺，利小便，调大肠，圣药也。”清代温病学家吴鞠通在张仲景炙甘草汤、黄连阿胶汤的启发下，根据温病易于伤阴的病理特点，结合阿胶填精补肾的功效，创造出多种治疗轻重不等的虚风之方。

明清时期，阿胶已名震天下，其滋补与药用价值得到许多达官贵人的青睐。相传在清文宗咸丰皇帝时期，宠妃兰贵人有孕，皇帝很是高兴，但是兰贵人患有血证，御医束手无策，胎儿岌岌可危。此事传到了东阿县的官员耳中，官员想到东阿县有一特产——阿胶，乃是滋补佳品，于是上书皇帝称阿胶能治好兰贵人的疾病。皇帝听后龙颜大悦，立即传圣旨命其速将阿胶献上。兰贵人服用阿胶后，不但血证逐渐治愈，而且保住了龙胎，顺利产下一子，他就是日后的同治皇帝。咸丰皇帝十分高兴，封兰贵人为懿贵妃，也就是后来闻名后世的慈禧太后。慈禧太后因在生子时受益于阿胶，故此后便常年服用阿胶。相传慈禧太后在年至六旬时仍皮肤细嫩、面有红色，仿佛三四十岁，由此看出阿胶的滋补疗效明显，乃是驻颜养身之良药。晚年的慈禧太后感与几十年的阿胶相伴，赐予东阿一幅画像，为东阿阿胶从业者世代供奉。

综上所述，阿胶历史悠久、药用广泛、经久不衰，是我国医药宝库中的珍品，千百年来为医家所称颂，成为家喻户晓的名贵药材。

第二节 阿胶名称的由来

阿胶，又名傅致胶、驴皮胶、盆覆胶等。根据历代医家的记载，阿胶之所以称为阿胶，与其产地密不可分。因其始产于东阿，是采用阿井之水熬制而成，因此被称为阿胶。阿胶是东阿地区的道地药材，其名称与产地名称息息相关，这正与我国中医药传统相契合。

在东阿流传着一个关于阿胶名称由来的美丽传说。很久很久以前，天下流传着一种奇怪的疾病，一旦得了这种怪病，就会浑身无力、面色蜡黄、气喘咳嗽、身体越来越虚弱，最后不治而亡。人们求遍四海的名医，用过千百种草药，还是治不好，一时间人烟稀少，村镇冷落。当时东阿魏家庄有位善良聪明的姑娘，名叫阿娇。她的父母也患了这种怪病，双双去世。阿娇悲痛欲绝，想着父母和因这怪病死去的乡亲们，心中涌起寻药的念头。为了家乡的村民不再被这种病折磨，阿娇决定去东岳泰山祭祀药王，寻求治病良药。

阿娇带着乡亲们的希望，踏上了奔往泰山的路程。一天，她正在着急赶路，迎面走来一位满面红光的白须老人，周身似有仙气萦绕。老人将拂尘一甩，拦住了赶路的阿娇，并说："姑娘如此匆匆，欲为何事？"阿娇急忙躬身施礼，把自己要去泰山代乡亲们祭祀药王并设法解救千万百姓病痛的事告诉了老人。老人听后摇头叹息道："这种病倒是有药可治，可这药太难得了。"阿娇一听有药可治，满心欢喜，连忙拜求道："万望长老多发慈悲，可怜天下的病人，请您详细指教。"老人见阿娇一片诚心，告诉她说："要治好这种病，必须用吃过狮耳山上的草、喝过狼溪河里的水、在魏家场里打过滚的黑驴的皮不可。"阿娇听后心想，这狮耳山、狼溪河景色优美，却分别被凶狮和灰狼霸占着，而老人说的驴是指那能蹿山跳涧的小黑驴，连凶狮和灰狼都怕它。小黑驴每天带着一群小野驴跑到狮耳山上啃草、狼溪河里喝水，吃饱喝足了就在魏家场上打滚耍闹。这些驴还常常与凶狮、灰狼一起，下山捕食牛羊、糟蹋庄稼，弄得人们惶惶不安。平时山脚下就没人敢去，更别说是取驴皮了。阿娇顿时愁容满面，但想到乡亲们的痛苦，便执意要去试一试。

老人于心不忍，把自己背上的一把寒光闪闪、削铁如泥的宝剑交给阿娇。阿娇接过宝剑，按老人的指点一刻不停地练了起来，只用半天的时间，便把剑法练熟，跑起来脚下生风。技艺练成后，阿娇拜别恩师，向狮耳山飞奔而去。狮耳山的凶狮被她挥剑刺死，狼溪河的灰狼也被她斩于剑下，阿娇刚想缓口气，竟听见狮耳山里传来乱纷纷的驴叫声。接着一群小野驴跑过来，搅得尘土飞扬、天昏地暗，为首的那头黑驴，离地面五六尺高，远远跑在前面。正所谓擒贼先擒王，阿娇决定先制服这头"黑驴王"。转眼间，"黑驴王"跑到眼前，张开大口想咬人。阿娇也不示弱，举剑便砍，互相打斗了十几个回合后，它尾巴一撅，顺着河岸向下游跑去。阿娇脚下生风，纵身一跳，跳到了它的背上。它跳来跳去想把阿娇甩掉，但阿娇两腿紧紧夹住它的肚子，一只手紧紧抓住它的鬃毛。它驮着阿娇跑过了六座高山，跳过了九条大河，累得气喘吁吁，可怎么也没把她甩下来。最后，它想打个滚压死阿娇，但没等它站稳，阿娇举剑对准其眉心用足力气刺去，它摇晃了几下便倒在地上死去了。阿娇制服了“黑驴王”，高高兴兴地回去向恩师报喜。

乡亲们听说阿娇除了大害，得了良药，纷纷前来帮忙。阿娇和乡亲们按老人的吩咐，先把打死的凶狮和灰狼抬到城里卖掉，用赚来的钱置办了一套银锅、金铲，将黑驴皮剥下拿到狼溪河里冲洗干净，然后挑来狼溪河的水，砍来狮耳山的桑柴，架起银锅，开始准备熬药。阿娇把驴皮放到银锅里，再倒满狼溪河的水，用狮耳山的桑柴烧火、金铲搅拌，熬起药来。烧了九九八十一捆桑柴，添了八八六十四担河水，熬了七七四十九个昼夜，终于熬成了黄澄澄、亮晶晶、香喷喷的药胶。老人把药胶切成碎块，分给患者服用。乡亲们服用十几天后，怪病痊愈，与常人无异，周围村子的人也受益于此胶，身体康复。用黑驴皮熬制的药胶，治好了千千万万人的疾病，人们纷纷去拜谢阿娇和老人，但老人早已无影无踪，就连阿娇都不见了，两人仿佛没出现过一样。大家都说，那老人一定是药王菩萨下凡，看阿娇是个心地善良的好姑娘，收了阿娇姑娘去仙山当药童了。从那以后，用黑驴皮熬胶治病的方法就一代一代相传下去，人们为纪念勇敢寻药的阿娇姑娘，便将药胶命名为“阿胶”。

胶的起源，伴随着陶制烹煮器皿的出现。在我国原始氏族公社繁荣的新石器时代，人们通过食用禽兽肉类，逐渐发现将兽皮久煎后，其汁液可逐渐浓缩成黏稠物，用于黏合物品、制造弓弩，从而发现了“胶”这种物质。兽皮本可食用，胶亦可食用，人们食用胶后发现可以治疗某些疾病，于是胶又逐渐成为一种药物。随着人类的进步，在马王堆汉墓出土的古医帛书中记载了用胶类治疗淋病及缠腰丹之类的病症。

目前，现存史籍中称胶为阿胶的最早记述是西汉《淮南子》的“阿胶一寸，不能止黄河之浊”。我国现存最早的药物学著作《神农本草经》已有阿胶、傅致胶之名，并将阿胶列为上品。传说春秋战国时期，诸侯争霸，吴齐两国相争，越王勾践亲自为吴王夫差送去大量物资，并派一支队伍助吴攻齐。齐国听闻便举国上下抽丁备战，征税徭役，又时逢大旱，灾民遍地，民不聊生。平丘张氏三兄弟眼见百姓受苦受难，便开仓赈灾，但灾民数量越来越多，官粮发放远远不够，很快粮仓用尽，饿殍遍野。瘟疫随即暴发，患者气喘咳嗽、心慌卧床、面黄肌瘦、咳血而死。郎中束手无策，名医相聚、百药用尽也救不回性命，患病之人只能无望等死。眼见百姓受苦受难，平丘张氏兄弟无计可施，只好将张傅管理的军备物资中的一批备战物资牲口皮拿来煮给灾民吃。先用干净的水浸泡七天，去毛、切块，置大锅中熬制，这些皮经熬制后虽凝固成胶但遇水即化，胶块温润怡口，口有余香。张傅分外惊喜，赶紧分发给受灾百姓，百姓见到有吃食，便不管不顾地饱腹一顿，以解饥饿之苦。然而奇迹出现了，吃了胶的灾民不仅没有饿死，还觉得逐渐恢复了体力，精神也好了很多，面色透出了红光，那些患疫病的人更是病情见好，不到半个月就康复了。百姓得救了，但战时状态动用军备物资可是大罪，私自挪用军备物资的张傅被齐王下令诛杀，当地百姓纷纷为张傅求情，希望齐王能看在张傅造福百姓有功的份上，免除他的死罪。齐王见状，终于同意张傅出家免死，为齐王亡母祈福。随后，张傅的事迹在城里代代相传，人们将对他的感恩带入故事中，逐渐演绎成了另一个美好的传说：一位傅氏僧人身怀法力，恰逢灾年，煮粥济民，奈何灾民众多，只得去找大户人家废弃的驴皮煮来救济灾民，傅氏僧人煮得胶乌黑发亮，灾民食后体健身强，后人便称傅氏僧人所制的神奇乌胶为“傅致胶”，致通制，取制造之意，以此纪念僧人救灾救民的善举。

梁代陶弘景曾在《本草经集注》中写道：“阿胶，味甘，平、微温，无毒……出东阿，故曰阿胶。”唐代苏敬的《新修本草》和宋代苏颂等的《本草图经》中均有“阿胶，出东平郡，煮牛皮作之，出东阿，故名阿胶”的记载。明代《本草品汇精要》中亦云：“出东阿郡之东阿，故名阿胶也。其法以阿县城北井水煮乌驴皮成之。”明代李时珍也在《本草纲目》

中指出："弘景曰：出东阿，故名阿胶。时珍曰：阿井，在今山东兖州府，阳谷县东北六十里，即古之东阿县也。有官舍禁之。郦道元《水经注》云：东阿有井大如轮，深六七丈，岁常煮胶以贡天府者，即此也。"明代李中梓在《本草征要》阿胶的品考中提及"阿胶以阿县所制者为名"。清代仲学格在《本草崇原》中写道："山东兖州府，古东阿县地有阿井，汲其水煎乌驴皮成胶，故名阿胶。"这些本草中的记载都明确指出，阿胶之名由来的原因就是其出自东阿，因产地而得名。

现代对阿胶已有统一称谓，并且对于不同皮源制成的胶也都有划分，但无论阿胶的称谓如何变化，其稳定的质量、显著的疗效都是长久造福人类的保障。

第三节
阿胶的价值

自古以来阿胶就被作为滋补上品，而在南方地区，由于长久以来的滋补传统影响，使用阿胶进补已成为百姓的一种行为习惯。时至今日，随着社会的发展和物质文化生活水平的不断提高，人们的保健意识越来越强，以阿胶进补也越来越为更多的大众所接受。我国自2002年起，将阿胶列入药食同源品种目录，使其药用价值、食用价值、文化价值在更多方面得以体现。

一、阿胶药用价值

历代中医本草著作对阿胶的药用价值均给予了充分的肯定，称其为“补血圣药”。现知我国最古老的医学方书《五十二病方》中记载，“胶”有五用，对应“白处、大带、瘩”三个病症，此处为“胶”之药用的最早出处。《神农本草经》首提“阿胶”一词，并列入上品，为历代医家遵奉，其功效收载内容为“主心腹内崩，劳极洒洒如疟状，腰腹痛，四肢酸疼，女子下血，安胎，久服益气轻身”。此处为取其滋阴、补血、安胎、止血之效。

其后西汉张仲景的《伤寒论》和《金匮要略》中多次使用阿

胶组方。《伤寒论》中的炙甘草汤益心气、养心血，治气虚血少之证，为阿胶滋阴补血的先驱。《金匮要略》中的胶艾汤、黄土汤、温经汤、鳖甲煎丸等皆将其用于滋阴养血、补血补虚扶心。

南北朝时期，陶弘景的《本草经集注》引述其“主……丈夫少腹痛，虚劳羸瘦，阴气不足，脚酸不能久立，养肝气”。此处述其补虚养阴之功效同样适用于男子。

再到唐代陈藏器的《本草拾遗》中首提驴皮胶，述其“疗风，止泻，补虚”，且“驴皮胶主风为最”，其中所提阿井水在北魏郦道元的《水经注》曰：“岁常煮胶以供天府。”这说明其道地性得到一定的认可。唐代《药性论》称其“坚筋骨，益气止痢”。我国现存最早的产科专著《经效产宝》将阿胶用于“治妊娠腹痛，下痢不止”，是对阿胶安胎、保胎功能的肯定。

宋代校正医书局出版的大量方书中对阿胶应用更为广泛，较汉唐时期又发展出了治疗大便秘结、阴虚燥咳的功用，如《日华子诸家本草》谓阿胶“治一切风并鼻洪、吐血、肠风、血痢及崩中带下”。除可用于多种血证外，大便秘结、肠风下痢、阴虚燥咳等亦常配伍阿胶使用。另有《太平惠民和剂局方》中阿胶枳壳丸治产后虚羸、大便秘结；《圣济总录》中载有阿胶饮治疗久咳不止、阿胶芍药汤治疗便血、阿胶汤治鼻子出血不止等；《小儿药证直诀》中的阿胶散有养阴补肺、宁嗽止血之功。

金代张元素的《医学启源》中药类法象篇云：“主心腹

痛，血崩，补虚安胎，坚筋骨，和血脉，益气，止痢。”此外，《药性赋》述其用于“保肺益金之气，止嗽蠲咳之脓，补虚安妊之胎，治痿强骨之力”。益肺、止咳、安胎、壮骨，此为其四用。

至明代，药学巨著《本草纲目》对阿胶有详细记载：“疗吐血，衄血，血淋，尿血，肠风下痢，女人血痛血枯，经水不调，无子，崩中带下，胎前产后诸疾，男女一切风病，骨节疼痛，水气浮肿，虚劳咳嗽，喘急，肺萎唾脓血，痈疽肿毒，和血滋阴，除风润燥，化痰清肺，利小便，调大肠，圣药也。”其对阿胶功效进行了全面系统地总结，并有“阴不足者补之以味，阿胶之甘以补阴血”的记载。此处所指阿胶滋阴补血的功效，同现代使用方式一致。明代亦有本草著作提及阿胶。如《本草蒙筌》曰：“风淫木旺，遍疼延肢体能驱；火盛金虚，久咳唾脓血即补。养血止吐衄崩带，益气扶羸瘦劳伤。利便闭，调猪苓汤吞；禁胎漏，加四物汤服。定喘促，同款冬紫菀；止泻痢，和蜜蜡黄连。安胎养肝，坚骨滋肾。”《本草乘雅》曰：“阴者藏精而起亟，阳者卫外而为固，阿胶两得之矣。”

至清朝中叶，阿胶功用进一步扩大。《纲目拾遗》中指出阿胶具有可“治内伤腰痛强力伸筋添精固肾”，提出阿胶具有益肾的作用。《本草崇原》对阿胶调和气血的作用进行了释义：“阿胶乃滋补心肺之药也……阿胶益心主之血，故治心腹内崩……阿胶益肺主之气，故治劳极洒洒如疟状……心主血，肺主气，气血调和，则胎自安矣。”

黄宫绣在《本草求真》中亦说：“既入肝经养血，复入肾经滋水。水补而热自制，故风自尔不生。”温病学家吴鞠通在张仲景炙甘草汤、黄连阿胶汤的启示下，根据温热病易于伤阴的病理变化特点及阿胶善于填精补肾的作用，创制了多种治疗轻重不等的虚风之方。《温病条辨》中所载的加减复脉汤、大小定风珠等即取阿胶滋阴养颜的功效。

中华人民共和国成立后，自 1963 年版《中华人民共和国药典》（简称《中国药典》）起，各版药典均对阿胶进行了收载。2020 年版《中国药典》收载其功能与主治内容为“补血滋阴，润燥，止血。用于血虚萎黄，眩晕心悸，肌痿无力，心烦不眠，虚风内动，肺燥咳嗽，劳嗽咯血，吐血尿血，便血崩漏，妊娠胎漏”。其所涉及的内容，基本是对前期文献著作的总结，更是对阿胶药用价值的肯定。

二、阿胶食用价值

我国民间很早就将阿胶与当地特色食材搭配做成药膳，用于养生、保健和疾病的预防，从而形成了阿胶养生文化。2002 年，阿胶被国家列入药食同源品种目录，使人们更加意识到阿胶的保健作用。阿胶是滋养皮肤、美容养颜之佳品，长期服用阿胶可使面色红润，肌肤细嫩、有光泽。同时，阿胶还可增加人体钙的摄入，促进骨骼生长强壮，预防骨质疏松，对促进人体的生理功能、提高免疫功能、增强机体的耐受能力均有积极意义。

阿胶养生文化的存在形式多种多样，其与不同食材搭配，功效亦不相同。阿胶黄酒可补血润肺，用于治疗咳嗽；阿胶牛奶在补血润肺的同时又可强身健体，老少皆宜；阿胶膏可以补肾养血、润肤美容；蛋黄阿胶酒可以止血安胎；阿胶大枣汤可以补肝益肾、补血止血，适用于慢性出血性疾病；阿胶蜂蜜饮可以润五脏、滋水液，常饮能提高免疫功能；阿胶藕粉粥可以健脾益气、养血生津；阿胶番茄粥可以益气滋阴，尤其适用于孕妇产后气血两亏、肝肾两虚型贫血；阿胶蘑菇汤可以理气开胃、健脾养血；阿胶豆浆适用于产后血晕；阿胶鲤鱼汤可用于产后乳汁分泌不足；阿胶鸡蛋汤可以养血安胎，加入黄酒或红糖对痛经有很好的缓解效果；阿胶粥适用于产后体虚调补，对支气管扩张患者的咯血症状也有疗效。目前最受大众欢迎的就是阿胶枣和阿胶糕。

阿胶枣是以阿胶和金丝小枣为主原料精制而成的，含多种果糖、维生素、葡萄糖、微量元素，老少皆宜。大枣具有镇静、安眠、升高白细胞数量及抗过敏的作用，还可保肝、降低血清胆固醇，并且含有多种维生素。大枣与阿胶配伍，长期食用有益气养肾、滋补养颜、补血补精、利于消化之功效，适用于体质虚弱、气血不足、贫血及免疫功能差者等。

阿胶糕是以阿胶为主要原料，与核桃仁、黑芝麻、黄酒一同熬制加工而成的即食食品。“阿胶一碗，芝麻一盏，白米红馅蜜饯”。白朴在元曲《秋夜梧桐雨之锦上花》中生动形象地描绘了阿胶糕的原料组成和制作方法。阿胶与核桃仁、黑芝麻等相互协同、相得益彰，在养血、补肾的同时，还可润五脏、强筋骨、益气力、乌发养颜、润肠通便，通过对人体全身脏腑、经络的整体调理，共奏濡养机体、祛病强身、延年益寿的保健功效。而现代研究亦证明了阿胶糕具有良好的体外、体内抗氧化作用。阿胶糕通过提高机体的抗氧化能力，可显著改善机体氧化应激水平，从而达到养血润肤、补肾乌发、延年益寿的目的。

近年来，传统阿胶企业接连开发出即食阿胶片、玫瑰红枣糕、阿胶蜂蜜膏、阿胶低聚肽石榴液、阿胶茶饮等新兴品类，大大扩展了阿胶的应用范围。阿胶养血补血止血、提高机体免疫功能、扩张微血管、改善微循环、美容养颜、改善睡眠、调经安胎、补钙、抗癌、健脑益智等功效得到了大众的认可。国人世代对阿胶疗效的认同奠定了其国药瑰宝的地位，现代养生学同样肯定了阿胶的食用养生价值。

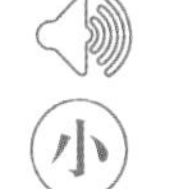

小贴士

阿胶常见的使用方法

（1）阿胶加黄酒浸泡后用文火煮沸，边煮边续添黄酒，直至酒添尽、阿胶化完。此法适用于一般血虚证。

（2）阿胶配牛奶冲服：将阿胶研碎成细粉状，每次取适量于杯中，边加入牛奶边搅拌，使阿胶粉充分溶于牛奶中。温服，口感香甜绵软，可促进钙质吸收。

（3）阿胶研碎，加黄酒350ml，浸泡1~2天，呈海绵状，略加水炖化，加入黑芝麻、核桃仁适量，再加入冰糖，蒸1小时不断搅拌，放凉。每天早、晚各1~2匙，温水冲服即可。如患者兼有气虚疲乏无力，可配服人参煎液或人参粉；兼有心悸、畏寒等症者，可加龙眼肉服用，方法同前（将阿胶炖化后随核桃、芝麻等加入即可）；平时脾胃虚弱、消化不良者，可在制作时加入陈皮煎服，以增强脾胃功能，适用于腰酸、怕冷、耳鸣、耳聋以及阳虚或肾亏者等。

三、阿胶文化价值

阿胶拥有悠久的历史及广泛的医学应用，在中医药宝库中占据着不可或缺的位置，被誉为国药瑰宝。历代医家延续两千多年发掘其疗效、改进其工艺，使其逐渐被世人所推崇。阿胶的传统制胶工艺、自然生产条件，在传承发展过程中不断焕发出新的生机，如今已成为医疗和保健领域的支柱产业之一。与此同时，阿胶文化在传统中医药文化中独树一帜，在世代流传中发展成为中华民族多元文化中一支重要的特殊文化元素。

阿胶文化是传统中医药文化的组成部分，是以医学文化服务于医疗、保健为根基，经过长期历史发展，不断丰富后形成的独具特色的物质和精神文明。阿胶除了在医药界占据重要位置外，在整个历史发展过程中，阿胶文化以中国传统文化为核心，从中提炼出深厚的历史积淀与丰厚的人文情感，并在此基础上借助不同历史时期的史、文、商、礼等平台，淋漓尽致地展现了其文化魅力。

（一）阿胶与历朝历代文化的结合

阿胶在我国历朝历代集中医药学、养生进补、膏方文化于一体，深受达官贵族和文人骚客喜好，被称为“仙药、灵丹、妙药、圣药”，留下了很多脍炙人口的佳句。

西汉《淮南子》中有“阿胶一寸，不能止黄河之浊”一语，是关于“阿胶”记载中最早的诗词描述，寓意再好的良药，它的功效也不是无限的。三国时期著名文学家、建安文学代表人物曹植在封为东阿王期间写下《飞龙篇》：“晨游泰山，云雾窈窕。忽逢二童，颜色鲜好。乘彼白鹿，手翳芝草。我知真人，长跪问道。西登玉台，金楼复道。授我仙药，神皇所造。教我服食，还精补脑。寿同金石，永世难老。”诗中的“仙药”正是东阿所产的阿胶。唐代诗人罗隐的《黄河》曰：“莫把阿胶向此倾，此中天意固难明。解通银汉应须曲，才出昆仑便不清。高祖誓功衣带小，仙人占斗客槎轻。三千年后知谁在？何必劳君报太平！”他借用阿胶和黄河做比喻，暗示当时科举考试的虚伪性，揭露官场和黄河一样污浊，即使把用来澄清浊水的阿胶都倾倒进去也无济于事。唐代肖行澡的《全唐诗·宫词补遗》中有“铅华洗尽依丰盈，雨落荷叶珠难停。暗服阿胶不肯道，却说生来为君容”的诗句，用以形容杨贵妃天生丽质，皮肤细腻得连水珠都落不住，这都是服用阿胶的缘故。这种说法或是臆测调侃，但却折射出唐代盛行服用阿胶的事实。白朴位列元曲四大家，他的《秋叶梧桐雨·锦上花》中曰：“阿胶一碗，芝麻一盏，白米红馅蜜饯。粉腮似羞，杏花春雨带笑看。润了青春，保了天年，有了本钱。”这是阿胶在元代养生驻颜的又一写照。明代朱克生《秋舫日记》之《莞尔唐史》云：“虢国夫人娥眉长，酥胸如兔裹衣裳。东莱阿胶日三盏，蓄足冶媚误君王。”其以夸张诙谐的口吻说杨贵妃的姐姐一天喝三次阿胶。明代嘉靖时期，何良俊以其《清森阁集》著作闻世，其中《思生》诗曰：“万病皆由气血生，将相不和非敌攻。一盏阿胶常左右，扶元固本享太平。”这表明阿胶有补气养血、和中益气的功效。慈禧太后曾用阿胶治疗血证，并顺利生子，对阿胶青睐有加，现在故宫博物院内还藏有当时宫廷所用的阿胶。《曾国藩家书》载：“兹因金竺虔南旋之便，付回五品补服四付，水晶顶二座，阿胶二封，鹿胶二封，母亲耳环一双。竺虔到省时，老弟照单查收。阿胶系毛寄云所赠，最为难得之物，家中须慎重用之。”可以看出，阿胶在当时的重要地位及珍贵程度。

（二）阿胶制备工艺的历史传承

阿胶熬制工艺传承千年，在制胶业者的潜心研究和实践中，不断去其糟粕、取其精华，日臻完善，形成的炼胶技艺精湛、程序复杂、繁琐精细，历经数十道工序，铸得阿胶“色黑如莹漆，光透如琥珀”。阿胶的古法修制工艺，千百年来严守“传男不传女”的祖训，靠言传身教、以师带徒的方式，传授技艺、总结经验、控制质量，逐步总结出了一套宝贵的制胶经验，多种不同工艺均被列为国家非物质文化遗产，这也使得历代医家难以详细记载，其精湛工艺更是秘不示人，如李时珍在《本草纲目》中有关阿胶生产要素的讲述，只是略加概述，涉及不多。历经千年传承积淀，阿胶的制备工艺已与现代制药工艺相融合，在严格遵循当代药品生产质量管理规范（GMP）的同时，整皮、化皮、熬汁等多道工序仍坚持手工操作，尤以熬胶、晾胶复杂，其间挂珠、砸油、吊猴等环节更显传统技艺功底。山东省多个老字号阿胶企业工艺规程均被列入国家科技保密项目。

（三）阿胶对文化旅游和衍生产业的带动

阿胶产业的发展已不仅仅局限于工艺的改进、质量的提升，知名阿胶企业已经开始利用自己的品牌效应，将阿胶漫长食用历史中积累的中医药文化、产业文化和精神文化与旅游业相结合，打造阿胶文化特色旅游，同时使自己的产品家喻户晓。如山东东阿县建设了包括阿胶博物馆、阿胶养生文化苑（影视城）等项目，多种形式带动阿胶产业发展；西邻的平阴县东阿镇则建起了阿胶文化旅游风景区（国家AAA级旅游景区），包括阿胶博物馆、阿胶文化园、阿胶产业园、非物质文化遗产阿胶制作技艺展览馆等。其他众多阿胶企业也纷纷将目光投向文化旅游等领域，通过建设博物馆、养生地等，打造集旅游观光、生产体验、休闲养生、文化传承于一体的综合旅游景区，逐步实现其健康向上、有历史底蕴的品牌营销。

此外，举办冬至阿胶滋补文化节也是传承阿胶中医药文化遗产，增进大众对阿胶的了解，促进阿胶产业发展的另一种方式。每年农历冬至子时，取阿井至阴之水，用整张纯正乌驴皮、桑木柴，历经九天九夜炼制而成，胶体黄透如琥珀，光黑如瑿漆，质硬而脆，断面光亮，酷似工艺品。同时，在冬至阿胶滋补文化节期间，开展养生咨询、熬胶等活动，向大众宣传推介阿胶经典验方、耳熟能详的阿胶产品、方便服用的阿胶新品等，让人们获得包括产品、文化等内在的更多价值（图1–1、图1–2）。

阿胶产业直接推动了中国毛驴养殖业的发展，大型阿胶企业更是带头在全国布局毛驴产业，建设标准养殖示范基地，促进农民养驴增收。他们组建了黑毛驴研究院、黑毛驴繁育中心和中国驴产业技术创新战略联盟等，共同推动驴业科技研发，在驴种保护、良种繁育推广、养殖技术创新等方面做了大量基础性工作；在衍生产品方面，推动驴肉、驴奶、驴胎盘、驴血等的活体循环开发，大幅提高毛驴经济价值。同时，国家层面接连出台推进产、学、研相关政策，使产业形成合力，保护我国阿胶及衍生产品的合理健康发展。

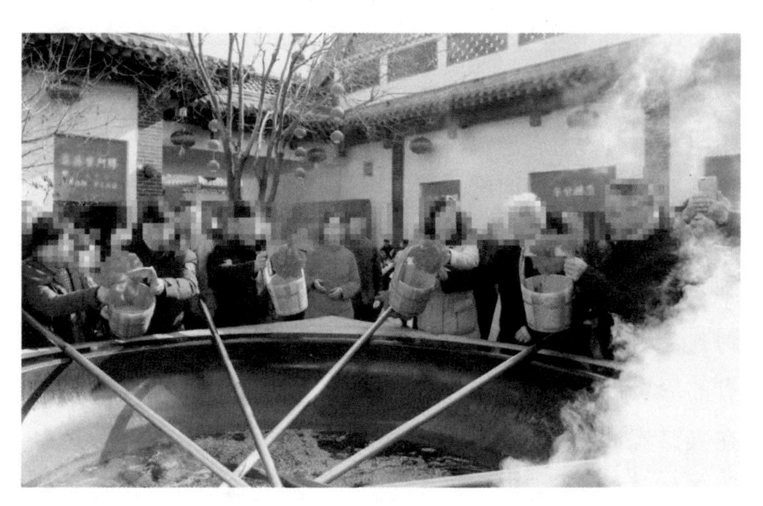

图 1–1　阿胶滋补文化节熬胶活动

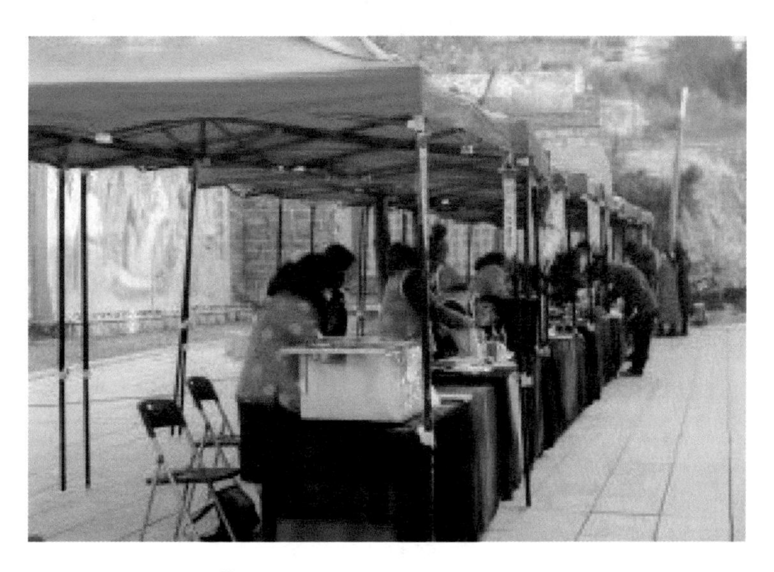

图 1–2　阿胶滋补文化节宣传活动

（四）阿胶参与的外交历史

在我国外交史上，阿胶、瓷器、丝绸、茶叶被定为礼交上品，誉为“中国四大国礼”，并随着丝绸之路、贸易商道传播四方。

汉代张骞出使西域的时候把驴从西亚引进中原地区，《史记》里称其为“奇畜”，奠定了后来用驴皮作为阿胶原料的基础。《明史·满剌加国传》中记载，郑和下西洋时的船上就有阿胶，这是阿胶出口海外的最早记载，也说明阿胶是中国特有的珍贵产品。闯关东是中国近代史中著名的人口大迁移，在人口流动的同时，其所承载的价值取向、生产生活方式、语言文字、风俗习惯、宗教信仰等也随之移动。纵观其发展，从明末到民国初期，均有山东移民在关东物产中关于阿胶的记载，阿胶见证了这一历史事件中的文化迁移。中国与东盟创始五国传统医药交流与合作的历史研究发现，自汉代以来，中国陆续同五国的古国建立了朝贡和贸易关系，在近两千年的交流历史中，传统医药互相影响补充，共同推动了各自传统医药的发展。《南洋年鉴》指出，中国每年向新加坡输送的成药数量最大的品种中便有阿胶。阿胶起源于中医药文化，也促进了中外文化的贸易与交流。阿胶文化的发展在受历史发展和多元文化发展影响的同时，也影响了国与国之间的文化交流，是东方文明史研究中的一个文化符号。

两千年来，阿胶应用的传统使阿胶文化拥有极深的群众基础。阿胶文化是一种宝贵的文化资源。发展阿胶产业、弘扬阿胶文化，可以在提升地方文化竞争力的同时，弘扬中医药文化，实现对现代人健康的关怀，进而把阿胶产业推进到一个崭新的发展空间，把阿胶文化推向世界，使古老的国药瑰宝惠及全世界。

第四节 阿胶的产地

自古阿胶出东阿，在漫长的历史长河中，优质的阿胶总是与东阿一地紧紧相连，“阿胶”也就逐渐成了这一药材的专有名称。但随着历史的发展，阿胶的产地“东阿”也发生了多次变化。

一、东阿县的历史变迁

关于东阿的历史沿革，夏、商、周及远古时期无文献可考。以东阿命县，始于秦。春秋时期为齐国柯邑，后改为阿邑，秦朝改阿邑为东阿，立东阿县，属东郡。此时，东阿、谷城二邑并建，各据一城。东阿城在今阳谷县境内的阿城镇，谷城在今黄石山下的东阿镇。自北齐谷城并入东阿，北宋时县城东迁，明洪武年间迁至谷城县，即今平阴东阿镇，改谷城为东阿县。1948 年黄河西政治安定，县政府又迁至铜城，即今东阿县城所在地。1949 年后，以黄河为界，重新划定辖区，东阿镇属平阴县，由此形成了今天的东阿县。因此，现阳谷县境内的阿城镇、平阴县境内的东阿镇，历史上都曾是东阿县的县城。

二、阿胶的产地变迁

（一）宋朝以前，以今阿城镇为中心

根据东阿县的历史变迁可见，宋朝以前，阿胶的加工中心在今阳谷县城的阿城镇，即最初的东阿。在阿城镇西北三公里处，是阿井所在地。东汉时期《神农本草经》中有“所谓阿胶也，故世俗有阿井之名”及“真胶产于古齐国之阿地，又以阿井水煮之最佳”的记载。以往人们认为，是因为用了阿井的水制胶才有了阿胶，其实是因为该井属于东阿县管辖而又用该井水制备阿胶，所以才得“阿井”之名。后因黄河洪水侵袭，阿井逐渐淤塞，东阿县城也被迫多次迁移。东阿县城自明代由阿城迁至东阿镇一带之后，阿胶的制作中心遂由阿城转移到东阿镇。

（二）明代开始，以东阿镇为中心

明代的经济繁荣推动了阿胶的发展，阿胶得到了广泛应用。李时珍的《本草纲目》中有“阿井，在今山东兖州府，阳谷县东北六十里，即古之东阿县也。有官舍禁之”“俱取生皮，水浸四五日，先刮极净，熬煮，时时搅之。恒添水，至烂，滤汁，再熬成胶。倾盆内待凝，近盆底者名坌胶，煎胶水以苦咸为妙”的记载。由于历代多次的黄河洪水侵袭，使阿井淤塞，县城也被迫多次迁移，因此明代阿胶的生产地由阿井周围逐渐移至明洪武年间新建的东阿县城。明代新建的新东阿城地处丘陵，不仅可以避开黄河洪水的侵袭，而且有

一条水源充沛的狼溪河穿城而过。随着明代经济的恢复发展、人口的增加，东阿城日趋繁荣，阿胶的用量渐增，业胶者增多。由于阿井逐渐干涸，不仅煮胶用水难以保证，而且洗皮、浸皮所需大量用水也难以寻求，而东阿城内狼溪河水源丰富，交通发达，销售、运输诸事多便，作为东阿县重要手工业的阿胶业自然先后聚集于此。

至明末清初，东阿镇阿胶业几乎达到“妇幼皆通煎胶”的鼎盛时期。规模较大的制胶作坊有十余家，有的专制阿胶，有的前店后厂或行医兼制阿胶，各有所长。此后，这里渐渐成为远近闻名的“中国阿胶之乡”。

（三）外地阿胶的生产及发展

清代中叶，社会相对稳定，经济日趋繁荣，人口迅速增长。人口的增长，带来了药品需求量的增加。尽管清代东阿阿胶业较前有了大幅度的发展，但仍满足不了日益增长的需要，于是各地渐有阿胶生产出现。最早出现的是浙江产的“浙驴皮胶”。据乾隆年间赵学敏的《本草纲目拾遗》记载：“近日浙人所造黑驴皮胶，其法如造阿胶式，用临平宝庄水煎熬而成，亦黑色带绿顶，有猪鬃纹，与东阿所造无二，入药亦颇有效。盖阿胶真者难得，有浙胶则胜于用杂胶也。”其后，清道光年间，山东济南，河南禹州、周口等地亦有阿胶生产。全国的阿胶业发展形成了以东阿为中心向四周发展的兴盛局势，但在各地药物名目中都记载着东阿生产的阿胶是药店中最道地、最贵的阿胶。

清道光二十三年（1843 年），在济南五龙潭泉群畔的东流水街附近出现小型阿胶作坊，其由济南士绅出资创办。1860—1938 年，阿胶生产开始转向济南，东阿城人在东流水街相继设立了多家阿胶厂店等。同治年间，东阿人在东流水街设魁兴堂阿胶庄，其是东流水阿胶厂店之始。清光绪十年（1884 年），东阿人又在东流水街开设了延寿堂阿胶庄，其后同兴堂阿胶庄和广城堂阿胶庄也纷纷成立。北京同仁堂乐家老店分支济南宏济堂也于清宣统二年（1910 年）在东流水设立宏济堂阿胶厂。各胶店相互竞争，致使有的被兼并，有的破产倒闭。至辛亥革命前后，东流水街的阿胶业已有数十年的生产经营基础。随着经济的发展，阿胶业之间不断竞争，至 1937 年，东流水街阿胶业有 6 家阿胶厂店，固定从业人员四五十人，季节工六七十人，已取代东阿城成为全国的阿胶业中心。1915 年，产自济南的阿胶在美国旧金山举办的第一届巴拿马太平洋万国博览会上亮相，并获得金奖（图 1-3）。东流水业胶者多由东阿迁移而来，随着东流水阿胶业的兴盛，据 1934 年出版的《中国实业志（山东省第九册）》载，山东济南、东阿、阳谷三处共有专制阿胶店铺十三家，济南五家，东阿七家，阳谷一家。三处年产阿胶 38700 斤以上。

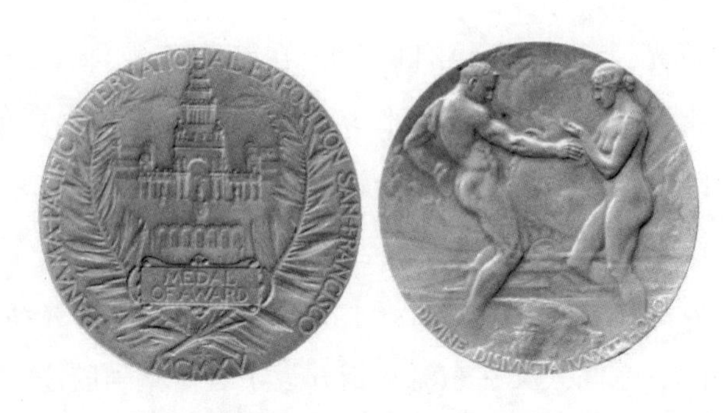

图1-3 1915年获得的巴拿马太平洋万国博览会金奖奖牌

此后至中华人民共和国成立前，由于战乱频频、百业凋敝，济南东流水的阿胶业同全国各地阿胶业一样，渐呈衰萎之势。

（四）当代阿胶的生产及发展

中华人民共和国成立后，人民政府扶持民族工商业的发展，使不少阿胶厂店得以恢复并扩大生产。1950年，在阿胶的原产地东阿镇建起我国第一家国营阿胶生产企业。随后在铜城镇建起第二家国营阿胶生产企业。改革开放后，在山东又相继建立了三家阿胶厂，其他省亦有阿胶厂的建立。据赵曦等主编的《阿胶的研究与应用》记载，至1994年，全国有阿胶生产企业（包括专业阿胶生产厂和兼产阿胶的中药厂）71家。

20世纪90年代，特别是自1995年国家实施GMP认证以来，许多阿胶生产车间甚至阿胶厂退出阿胶生产行业。阿胶的生产逐渐集中于山东、河南、河北、新疆、内蒙古、吉林、湖南等地。到2003年底，全国阿胶生产企业（含车间）

仅有 50 家，其中山东的阿胶企业成为阿胶行业的巨头，阿胶年产量占全国阿胶年产量的 80% 以上。

三、阿胶道地产地的形成原因

阿胶的道地产地是山东东阿，但因历史原因，东阿县的地域多有变迁，所以阿胶的道地产地应为“泛东阿区”，即包括今属聊城市阳谷县的阿城镇，阿胶诞生于此；今属济南市平阴县的东阿镇，被国家命名为“中国阿胶之乡”；今属聊城市的东阿县，有中国最大的阿胶生产企业。

不管东阿的地址如何变迁，东阿人民熬制阿胶的技术和质量没有变化，他们始终坚持用上等皮料以及当地得天独厚的东阿水熬制阿胶，才保住了东阿阿胶的道地性。阿胶道地产地形成的原因主要包括以下两个方面。

（一）得天独厚的东阿水——正宗阿胶之“魂”

阿胶之所以名为“阿胶”，首先在于东阿水。东阿县的地下水是制作阿胶必不可少的原料，北魏郦道元的《水经注》曰：“东阿有井大如轮，深六七丈，岁常煮胶。”北宋沈括在《梦溪笔谈》中有“东阿亦济水所经，取井水煮胶谓之阿胶，用搅浊水则清”“性趋下，清且重，故以治淤浊及逆上之疾也”的记载。

东阿地下水是太行山、泰山两山脉交汇的地下潜流，水质“性趋下，清而重”，1980 年山东省地质矿产勘查开发局水文队曾对全国 20 多处的熬胶用水进行检测分析，证实东阿水属于隐伏型裂隙岩溶水，其上有第四系土覆盖，具有良好的过滤净化和保护作用，并且经地下岩石层、砂层，层层过滤溶入了大量矿物质及微量元素。东阿水从地下岩隙凿井汲出，水温、水质、水量稳定，水清而重，相对密度为1.0038。其质重的最大优点是易于去杂提纯，熬胶化皮时，驴皮中的小分子胶原蛋白与水中的矿物质和微量元素可聚合形成有机盐沉积于下，一些无用的大分子角质成分和其他杂质则上浮于水面，可悉数去除。用阿胶水制作的阿胶质地纯粹、分子量小、易被人体吸收，能迅速通达五脏六腑而滋养筋脉，从而增强阿胶的疗效。同时，制得的胶块冬天不易碎裂，夏天不会变软，便于长期储存。

水是阿胶之魂，正是独特的水质条件决定了阿胶的品质。古往今来，无论是在民间还是在中医药界的权威殿堂，都一致公认东阿县出产的阿胶是正宗地道阿胶。

（二）东阿人民熬制阿胶的技术——道地阿胶之“源”

东阿阿胶闻名于世，除制胶用水外，更重要的是千百年来东阿业胶者纯熟的制胶技艺。

传统的阿胶熬制技艺要求非常严格，制作过程要经历取料、整皮、熬胶等50多道纯手工工序，任何一环出现差错，都会影响整体质量，而且历史上阿胶工艺讲究师徒传承，一般秘不外宣。

随着社会的发展、科技的进步，阿胶的制备工艺也在不断改进。由原来的桑木柴火直火熬胶（1958年前）、煤炭直火熬胶（1958—1975 年）、蒸汽敞口锅制胶（1975—1977 年）、蒸汽加压滚动提汁（1977—2000 年），到目前的蒸球静态提汁新工艺（2000 年至今）、恒温恒湿晾胶（1985 年至今）、微波干燥（1990 年至今）。这些工艺的改进，历时两千五百多年，并且在不断完善。2008 年，国家将东阿阿胶制作技艺列为国家级非物质文化遗产，东阿传统秘制的炼胶工艺，构成了东阿道地阿胶产地的另一个要素。

第五节
阿胶的产业

一、产业发展初期（1950—1979年）

1954年，我国卫生行政部门为加强对阿胶的管理，统一了阿胶的配方，将阿胶的原料进行规范化管理，规定阿胶的生产不准加其他药材，只能生产清胶供内销和出口。这一时期国家扶持民族工商业的发展，使不少阿胶厂店得以恢复和扩大生产，阿胶产业发展迅速。

1950年，第一个国营阿胶厂在阿胶的原产地东阿县（原东阿镇）成立。1948年东阿县城迁至铜城，为发展这一古老的中药，1952年在铜城镇建立了第二个国营阿胶厂，之后其他省份也有阿胶厂相继建立。1968年，济南人民制药厂与东阿县药材公司、平阴县药材公司分别签订协议，将阿胶生产任务转移至东阿和平阴，这样山东阿胶生产重心由济南回归平阴与东阿，完成了一次轮回。此后一段时间，我国阿胶生产的三大中心分别为东阿、平阴、济南。在国家政策有力的扶持下，阿胶人不畏艰辛、勇于开拓，积极进行技术改革和创新。1977年9月，全国第一台EH-4型蒸球化皮机研制成功，提高工效31.5倍，开辟了阿胶生产新纪元。1979年，阿胶被评为山东省优质产品。这一阶段，阿胶厂经历了“从无到有、从小到大、先修后造”的起步与积累过程。

二、产业快速发展期（1980—1992年）

这个时期是山东阿胶产业发展的转折点。20世纪80年代以来，面临新科学技术的挑战，山东的阿胶厂在竞争的激流中力挫群雄，于1980年、1985年两次获得国家质量金奖。在此期间，阿胶厂将空调技术运用到生产中，从而实现全年生产，使阿胶的产量实现飞跃。

20世纪80~90年代，单一的品种、剂型已经不能满足大众的需求，阿胶生产企业开始联合科研单位对阿胶进行剂型改革和系列产品的二次开发，形成了阿胶药品、阿胶保健食品等多个产品系列。

三、产业发展成熟期（1993年至今）

（一）阿胶的产业发展

20世纪90年代，特别是自1995年我国实施GMP认证以来，许多阿胶生产车间甚至阿胶厂退出了阿胶生产行业，阿胶的生产地不再集中在山东的济南、平阴、东阿三地，逐渐向山东周边扩散，河北、河南、新疆、内蒙古、吉林、湖南等地也成为阿胶的生产地。截至2003年底，全国阿胶的生产企业有50多家，年生产总量为3000吨以上，其中山东成为阿胶行业的巨头，阿胶年产量占全国阿胶产量的80%以上。

近年来，受益于国家经济的良好发展和居民消费水平的稳步提高，阿胶行业发展状态良好，行业产能明显提升。2018 年，阿胶行业的产能约为 15000 吨。目前，我国阿胶行业有 100 多家生产企业，全国销量为 6000~7000 吨。

（二）阿胶产品的多样性发展

阿胶作为一味传统中药，以其神奇的疗效被大众喜爱。不过，阿胶长期以来作为固体块状胶剂，服用很不方便。随着阿胶制备工艺的不断改进，阿胶生产企业对阿胶进行了剂型改革和新产品的研究开发。尤其在 2002 年，阿胶被列入药食同源目录后，更扩大了阿胶在市场中的应用范围。复方阿胶浆、阿胶补血口服液、阿胶膏等复方阿胶制剂，阿胶颗粒、阿胶（液体）等纯阿胶制剂，阿胶枣、即食阿胶糕、阿胶粉等以阿胶为主要原料的保健食品和食品相继问世，阿胶市场形成了以阿胶块为主导，其他衍生品百花齐放的局面。根据国家药品监督管理局的统计数据显示，目前以国药准字登记的阿胶药品有 637 种，以保健食品登记的阿胶产品有 518 种，获得《食品生产许可证》的企业有 153 家。

（三）阿胶发展遇到的问题和前景

当前，原料短缺对阿胶行业的影响已经开始显现。东阿阿胶在 2018 年年报中写道："上游原料供给与下游市场需求的矛盾将继续存在，驴皮原料紧缺仍是制约公司发展的主要问题。"另外，驴皮价格上升导致阿胶产品价格也不断提高，根据相关数据显示，2006—2018 年，我国阿胶价格上涨超过

30 倍。为解决阿胶的原料问题，2018 年 1 月 1 日起，我国将驴皮进口关税从 5% 下调至 2%。

这些阿胶产业发展遇到的问题，有待对阿胶的工艺和剂型等方面进行深入研究，这些研究成果将有利于阿胶为人类健康做出更大的贡献，甚至起到推动中医药发展的作用。阿胶的发展之路还很漫长，需要阿胶从业者做出更大的努力。

第二章 阿胶之品

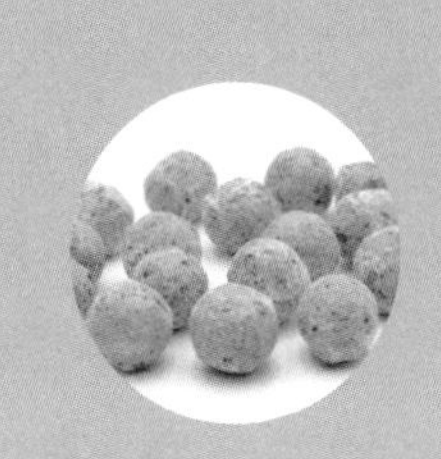

第一节
驴源在哪里

阿胶是用驴皮经煮熬浓缩制成的固体块状胶。由此可见，目前阿胶的原料是驴皮，但是在阿胶漫长的发展历史中，其制作原料在选材方面有一个演变过程。

一、阿胶的原料

熬胶的原料历代有所不同。在唐代以前，阿胶的原料以牛皮为主；唐宋时期，牛皮、驴皮均可作为熬制阿胶的主要原料；明代以后，阿胶制作的原料为驴皮；中华人民共和国成立后，阿胶的原料为驴皮，并一直沿用至今。

（一）阿胶原料的历史演变

先秦文献《周礼·考工记·弓人》记载："鹿胶青白，马胶赤白，牛胶火赤，鼠胶黑，鱼胶饵，犀胶黄。"《五十二病方》中也记载以胶入药。这表明早期药用胶的多样化，但还没有驴皮熬胶的记载。汉代的《神农本草经》有"阿胶"作为药名，但也没有指明是由何种原料制成的。北魏的《齐民要术·煮胶法》则记载了沙牛（黄牛）皮、水牛皮、猪皮为上，驴、马、驼、骡皮次之，并称以上诸皮胶可以杂用。南北朝的《名医别录》中记载："阿胶微温，无毒。主丈夫少腹痛，虚劳羸瘦，阴气不足，脚酸不能久立，养肝气。生东平郡，煮牛皮作之，出东阿。恶大黄，得火良。”西汉的《盐铁论》记载：“骡驴馲驼，衔尾入塞。”《史记·匈奴传》中称驴为奇畜。此时毛驴初来中国，为进贡的奇珍异兽，身份颇为尊贵，故当时无人敢用驴皮熬制阿胶。唐代之前，阿胶的主要原料为牛皮，兼用猪、驴、马等皮。直至唐朝中期，仍以牛皮为主要原料熬制阿胶，在《新修本草》等本草著作中均记载阿胶为煮牛皮制之。

自唐末至宋代，阿胶的原料用皮发生很大的变化，即由牛皮转变为驴皮，并且牛皮、驴皮均可作为熬制阿胶的原料。驴引入中原地区后，适应性好，抗病能力强，行动灵活，耐力持久，可作为耕作、交通之用，有较高的经济价值，被农户广泛饲养，因而驴逐渐发展成为普遍饲养的家畜，成为中原地区与牛、马、猪、羊同等重要的家畜之一，这就有了用驴皮熬胶的原料基础。而且在五代至宋朝实行的牛皮之禁，使得牛皮紧缺。在农业社会中，牛皮革是一项主要的物资，在军事、民用均有广泛用途，特别是在军事上用于制作将士的护甲、盾牌、箭囊、弓弩，以及军马、军车的挽具等，因此牛皮作为最为厚韧耐用的皮革，用量很大，但所产往往不及应用。至唐末五代，军阀割据，战乱不已，牛皮需求更多。唐代陈藏器在《本草拾遗》中言：“诸胶皆能疗风，止泄补虚，而驴皮胶为最，此阿胶所以胜诸胶也。”从陈藏器对诸胶功效的评价看，唐代已用驴皮熬制阿胶。五代时期，牛皮皆输于官，可供熬制阿胶的大牲畜皮张只有驴、马等，由于马皮皮厚张大，所以人们主要以马皮制革，用于熬制阿胶的原料唯有驴皮，久而久之牛皮熬制阿胶自然被驴皮熬制阿胶所替代。宋代苏颂的《本草图经》指出："阿胶，出东平郡，煮牛皮作之，出东阿，故名阿胶。今郓州皆能作之，以阿县城北井水作煮为真。造之，用阿井水煎乌驴皮，如常煎胶法。其井官禁，真胶极难得，都下货者甚多，恐非真。寻方书所说：所以胜诸胶者，大抵以驴皮得阿井水乃佳尔……此胶功用，皆谓今之阿胶也。又今时方家用黄明胶，多是牛皮，《本经》阿胶亦用牛皮，是二皮可通用，然今牛皮胶制作不甚精，但以胶物者，不堪药用之。"可见宋朝已把牛皮熬制的胶和驴皮熬制的胶视为两种胶，分别称为黄明胶和阿胶，只是由于当时的牛皮胶或为民间用官府舍弃的劣等牛皮熬制，或为官府专为用于军器、弓弩所制，其质量较差，以致医家认为不堪药用。

自宋代驴皮成为阿胶的主要原料后，由于其滋补功效显著，深受医家称道。明代李时珍在《本草纲目》阿胶项下记载："凡造诸胶自十月至二、三月间，用挲牛、水牛、驴皮者为上，猪、马、骡、驼皮者次之，其旧皮、鞋、履等物者为下……大抵古方所用多是牛皮，后世乃贵驴皮。若伪者皆以杂皮以马皮、旧革、鞍、靴之类，其气浊臭，不堪入药。当以黄透如琥珀色，或光黑如瑿漆者为真。真胶不作皮臭，夏月亦不湿软。"李时珍又把黄明胶单列条目，称"黄明胶即今水胶，乃牛皮所作，色黄明”，可见当时牛皮胶和驴皮胶虽都能药用，但已经明确区分。明代陈嘉谟的《本草蒙筌》中记载阿胶“味甘、辛，气平，微温。味薄气厚，升也，阳也。无毒。汲东阿井水，用纯黑驴皮”。清代《本草求真》《本草崇原》等都载有阿胶是以驴皮熬制成的，而贡品阿胶更是有着严格的制作要求，如熬制阿胶所用驴皮必须是黑色健驴，冬季取皮，在银锅内加阿井之水，用金铲搅拌熬制而成。中华人民共和国成立后，国家将阿胶的原料进行规范，载入《中国药典》，并规定阿胶以马科驴属动物驴 *Equus asinus* L. 的皮为原料熬制而成。

（二）驴的规范养殖

1. 驴的品种

我国疆域辽阔，养驴历史悠久。家驴起源于北非，经西亚、中亚引入我国新疆天山以南和甘肃等地。两汉时期，驴从西北少数民族地区不断向中原内地繁衍。唐宋时期，驴作为役畜，已经遍布中原。目前，驴已成为我国主要的饲用家畜之一，一般体重在 200kg 左右，头大，眼圆，耳长；面部平直，头颈高扬，颈部较宽厚，肌肉结实，鬃毛稀少；四肢粗短，蹄质坚硬，尾基部粗而末梢细，体型呈长方形，毛色以黑色、灰色为主；颈背部有一条短的深色横纹，嘴部有明显的白色嘴圈；耳郭背面同身色，内面色较浅，尖端呈黑色；腹部及四肢内侧均为白色。

驴在我国分布很广，以黄河中下游各省农业区为数最多。

因各地自然、生态与社会经济条件不同，经长期自然与人工选择，形成了若干体尺、外貌和生产性能具有显著差异的品种。根据体型大小，驴可分为大型、中型、小型三类。大型驴体格高大，结构匀称，毛色纯正，体高一般在130cm以上，体重260kg左右；主要分布在黄河中下游农业发达地区，因农耕和社会发展需要，多行舍饲，管理精细，重视品种选配，主要有德州驴、关中驴、晋南驴、广灵驴等。中型驴体高为115~125cm，体重180kg左右，结构良好，毛色比较单纯；主要分布在陕西、甘肃、山西、冀北高原和豫中平原，该地区多为杂粮产区，虽然自然地理和社会经济条件较大型驴产区稍差，但养殖数量多，喂养比较精细，重视公驴的选育，多从大型驴产区选购公驴与当地中小驴相配，经长期选育而成，主要有佳米驴、泌阳驴、庆阳驴、淮阳驴等，美洲驴中的秘鲁驴以及墨西哥驴也属于中型驴的范畴。小型驴俗称小毛驴，数量最多，分布最广，体高平均在110cm以下，体重在130kg左右；所有产驴地区均有分布，除农区外，一般饲养管理粗放，实行放牧或半舍饲，基本不喂料，因而体型小、结构差、毛色复杂，但以灰色、黄褐色居多，多有背线、肩纹等特征，对寒冷气候和粗放管理条件有很强的适应性，毅力较强，富有持久力，主要有新疆驴、华北驴、西南驴等，非洲以及中亚等地区的驴体形较小，也属于小型驴的范畴。

2. 驴的养殖

我国是世界上养驴较早的国家之一，并且驴的数量和质量均居世界前列。其产区多集中在北纬 32°~34° 之间，即属中温带和暖温带气候的西北、华北、西南以及东北的部分地区。我国驴种基本采取本品种选育，也有采用本地驴与优质品种驴杂交改良的方式，杂交后的毛驴具有个体大、皮层厚、品质好的特性。

（1）驴场建设：驴场宜建在地势较高、避风向阳、排水良好、土地清洁无污染的地方，其周围 1 千米内无工厂等污染源。驴场内分为生活区、存放或配制饲料等的生产区、处理粪便等废物的无害化处理区。生活区内应分别设置种公驴舍、种母驴舍、育成驴舍、妊娠驴舍、产房等不同驴舍。驴舍分为半开放式和封闭式，半开放式驴舍三面是墙，一面为半堵墙且有较大的棚顶，内部设有围栏、水槽和料槽等，这种半开放式的驴舍，在冬季时可搭设支架同时覆盖塑料，起到良好的保暖作用；在夏季时可取下塑料，促进空气流通，降低温度，有良好的温度调节作用，冬暖夏凉。另一种为封闭式驴舍，这种驴舍四面都是墙，并且顶棚全部覆盖，室内有单排列或双排列设置，多见于规模较大的养殖场中。另外，驴舍场地要充足，一般成年驴舍面积为每头 2.2~3.5 平方米，怀孕或哺乳期驴舍面积为每头 3.2~4.5 平方米。

（2）品种选育：驴的本品种选育是地方驴种的基本繁殖方式，可以保持和发展品种的优良特性，增加品种内优良个体的比重，克服品种的某些缺点，从而达到保持品种纯度和提高整个品种质量的目的。驴的本品种选育就是驴种内通过选种选配、改善培育条件，从而提高优良性状的基因频率，改进品种质量，防止驴种的退化。根据具体情况，可采用血液更新、引入杂交、品系繁育等不同的选育方法。

（3）驴的繁殖：毛驴繁殖主要依赖本交，虽也采用人工授精，但驴的妊娠周期平均为360天，几乎为常见家畜中孕期最长的，这使“三年两驹”甚至“五年三驹”成为常态，繁育率较低。母驴的存栏量与繁育情况影响着整个养驴业的健康发展。

（4）驴的生长：普遍认为驴最佳的饲养环境温度是15~20℃。驴从出生到6个月为哺乳期，这一时期是幼驹生长发育最快的阶段。进而进入育肥期，实际养殖过程中会根据不同年龄阶段而制定相应的饲养标准，只有通过合理分析养殖群体的年龄差异，才能合理调配所需日粮，从而达到理想的增重效果。饲养过程中要定时进行防疫、检疫和驱虫工作。

视频 2-1

驴的生长环境

（三）驴皮的真伪鉴别

目前市场上常见的驴皮伪品有马皮、骡皮、牛皮等，其性状有差异，阿胶生产企业收购的原料驴皮基本为整张皮。驴皮性状的主要鉴别要点为皮略呈长方形，头皮较长；耳大且较宽，嘴唇、眼圈、腹部多呈灰白色；外表皮被毛细、软、短，毛色有纯黑色、皂黑色、灰色、青色、栗色等色；除黑色或其他深色外，多数驴皮中间有一条暗黑色背线，肩部有暗黑色肩纹，背线及肩纹交叉呈十字形，俗称“十字架”；鬃领少且短，向后延伸，但不超过肩胛部；多数后腹部两侧无毛旋，少数有毛旋，但不明显；腿皮窄长，夜眼（两前腿内的一对无毛斑点）圆形，陷于前腿上部的内侧皮内，呈黑色；尾部呈圆锥形，无盖尾毛，从尾根部约总长的 3/4 处有短毛，尾梢部的 1/4 处有少量长毛（图 2–1 至图 2–4）。

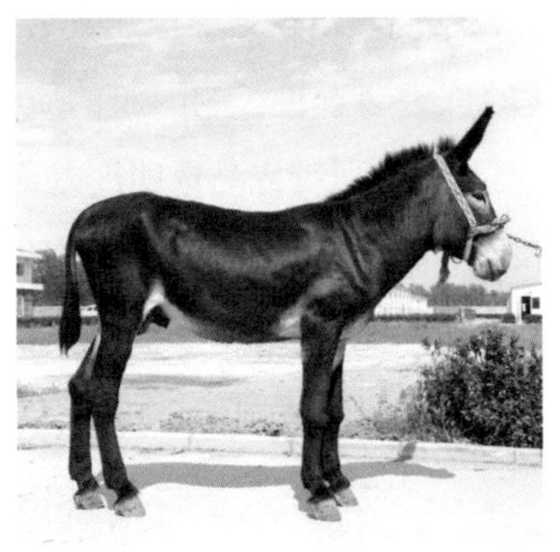

图 2–1　德州三粉驴

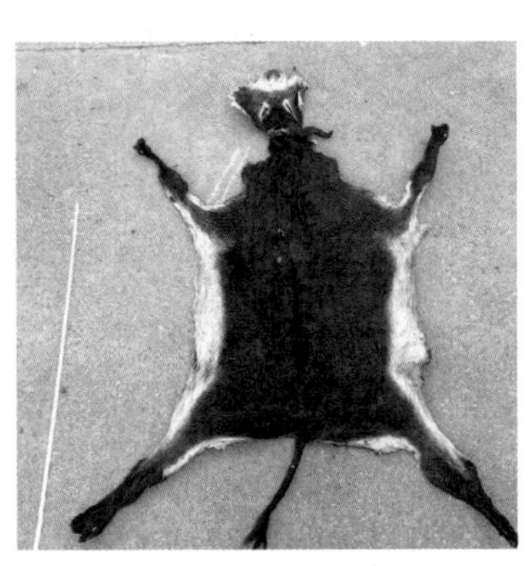

图 2–2　德州三粉驴整张驴皮

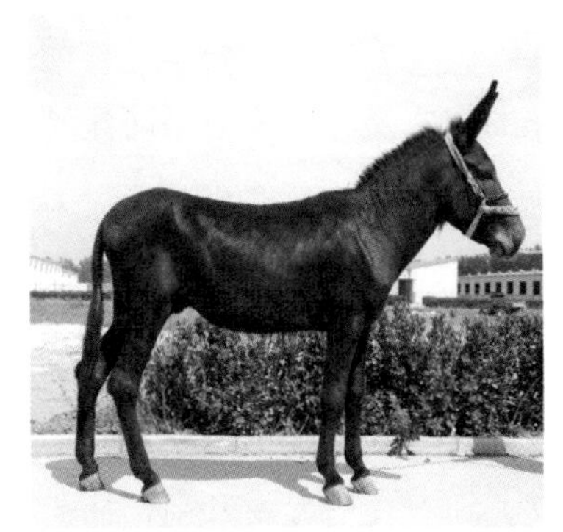

图 2–3　德州乌头驴

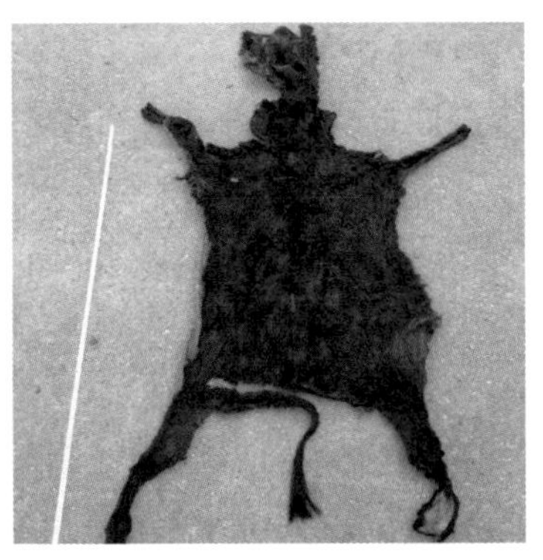

图 2–4　德州乌头驴整张驴皮

马皮、骡皮与驴皮的毛色、性状相近，若性状鉴别有困难，可以采用经验鉴别法，即用手揭皮，驴皮不易分层，强力撕开后分层处呈网状，而马皮和骡皮相对易分层；或用开水烫皮，驴皮容易脱毛，而马皮和骡皮不易脱毛；或用剪刀剪一小块皮，置火焰上燃烧，可闻到较强的腥味，驴皮质量越好，腥味越大，而马皮和骡皮燃烧时腥味小、焦臭味强。目前还有阿胶生产企业采用DNA技术或质谱技术等现代鉴别手段鉴别驴皮的真伪。驴皮质量的优劣会直接影响阿胶的质量和出胶率。如果驴皮被虫蛀，则制成的阿胶成品透明度差，有云朵斑痕，易龟裂、软化；如果用霉烂皮制胶，则出胶率极低、成品质量低下、外观发黑、味臭；如果为防治虫害而违规使用大量农药造成污染的驴皮熬制阿胶，则驴皮中残留的农药会被带入阿胶中。因此，用于制胶的驴皮原料必须严把质量关，将杂皮、病皮、污染皮全部挑出。在选择驴皮原料时，应遵循“五不要”原则，即有皮肤病的驴皮不要，当年的驴驹皮不要，有霉斑、腐烂、虫蛀的皮不要，化学药品处理过的皮不要，没有明显特征的皮不要（主要为了防止骡皮等其他皮混入驴皮）。

（四）驴皮的杂质

驴皮的杂质一般分为自身杂质和混入杂质。驴皮在剥取过程中除皮外，有时会附带脂肪、腐肉等自身杂质，这些油脂和腐肉会阻止驴皮内水分蒸发，随着环境温度升高，使驴皮上的细菌迅速繁殖，导致皮料霉烂，同时也会影响阿胶的成色，因此驴皮上附带脂肪和腐肉时，需要进行前处理。混入杂质是指驴皮在运输、晾晒、贮存时混入自身之外的泥沙、石块和其他杂皮等杂质。由于驴皮的来源较杂，所以掺杂现象时有发生，有的把泥沙、水泥和石灰等压入皮张内，或在驴皮内掺入杂皮，以次充好。

（五）驴皮的贮藏

驴皮贮藏分为室温贮藏和冷冻贮藏。当皮料量大且短期内不能投入生产时，往往采用室温贮藏，即将湿皮经分类、剔除杂质后摊开，日光下晒干。这种干燥方式是以太阳辐射干燥为主，同时包括空气的干燥作用。阳光的干燥能力和皮料水分的蒸发速度取决于太阳的照射强度，而照射强度也因地区纬度和季节而异；空气的干燥作用取决于大气温度、湿度和风速等气候条件，不仅在晴天与太阳辐射共同起干燥作用，而且即使是多云或阴天，仍可起到一定的干燥作用。在晒干皮料时需要注意：所晒皮料要均匀单张摊开，不要重叠，以免影响皮料的干燥速度；晒皮场地要求整洁宽敞、空气流通，场地上不应有石块、砂砾等杂物，避免造成皮料局部灼烧胶化；不要在强烈阳光下暴晒，高温晒干或晒干时间过长的皮料往往既难浸泡又难出胶，故夏季宜在遮阳凉棚下通风晾干；晒皮时要经常翻动，如遇阴雨天，应将皮料及时收入室内。皮料晒干后应码垛封存，置于仓库中存放，库内需保持干燥，并定期采取晾晒、倒库等措施以保证库内驴皮的质量。此法在通风灭菌条件较好的情况下可长期贮藏，为常用的贮藏方法。

如果原料为鲜驴皮且短期用于生产，可采用冷冻法，即以低温时细菌和霉菌的活动停止为基础，从而达到防腐的目的。冷冻法一般分为速冻和冷藏两步，首先将鲜皮置于 -20℃ 的速冻室内，经过一昼夜后取出，再将冻皮放入 -10℃的冷藏室保存。此法能够保持皮料的鲜度，贮藏时间长，并且对环境污染小，但其相对室温贮藏成本较高（图 2-5、图 2-6）。

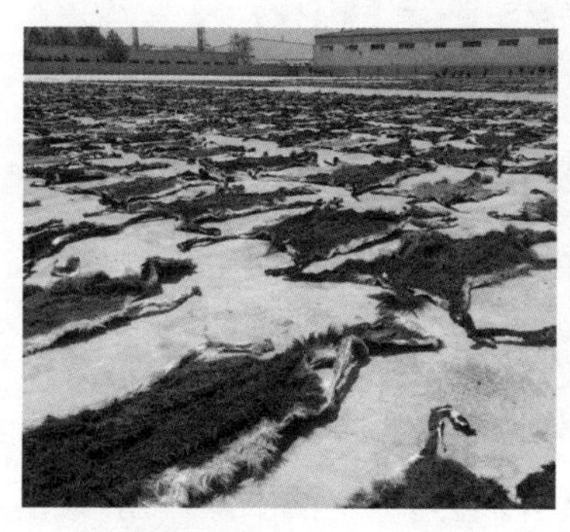

图 2-5 驴皮晾晒

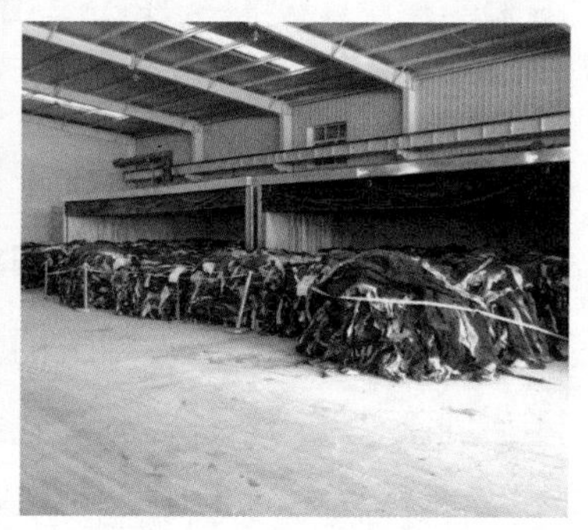

图 2-6 驴皮贮藏

视频 2-2

驴皮的贮藏情况

二、阿胶的辅料

阿胶的制法是将驴皮浸泡去毛，切块、洗净，分次水煎后滤过，合并滤液，待浓缩（可分别加入适量的黄酒、冰糖及豆油）至稠膏状后冷凝，再切块、晾干，然后制成固体胶。

根据工艺的需要，阿胶在生产过程中常加入冰糖、油、黄酒等辅料。辅料既有矫味及辅助成形的作用，又有一定的医疗辅助作用，辅料的优劣也会直接影响阿胶的质量。

1. 冰糖

冰糖味甘、性平、无毒，入肺、脾经，具有补中益气、养阴生津、和胃润肺、止咳化痰的功效，用于治疗肺燥咳嗽、干咳无痰、痰中带血，主要成分为蔗糖。冰糖以纯净、杂质少、口味清甜、白色透明者质量最好，半透明者次之。阿胶中加入冰糖可以增加阿胶的透明度、硬度，防止贮存时出现涩裂问题，同时有矫味的作用。

2. 油

熬胶所用的油通常为花生油、豆油、麻油，以纯净、无杂质、新制者为佳。阿胶中加入油可以降低胶的黏度，便于切胶，而且在浓缩收胶时可使锅内气泡容易逸散。在阿胶的晾制过程中，油可在胶片的表面形成油层，进而起到保护胶片不碎裂的作用。

3. 黄酒

黄酒的主要成分除乙醇外，还含有多种氨基酸、糊精、麦芽糖、葡萄糖、脂类、维生素及有机酸等成分。熬制阿胶时加入黄酒，可使胶液浓缩蒸发过程中，胶中的易挥发致臭物质不同程度地散发，从而达到矫臭、矫味的目的。

4. 水质

阿胶的质量与水质有密切关系。传统认为，要想做上等阿胶，除优质的原料和精湛的工艺外，还需东阿独特的地下水。《梦溪笔谈》中记载：“东阿亦济水所经，取井水煮胶谓之阿胶，用搅浊水则清，人服之下膈、疏痰、止吐皆取济水性趋下、清而重，故以治淤浊及逆上之疾。”之后历代医家都认为只有东阿井水熬制的胶才是道地阿胶。现代生产阿胶一般选择纯净、硬度较低的中性水或供药用的纯化水。实践证明，若熬胶用水的比重过大，则阿胶的灰分容易超标；若水的比重过小，则胶沫不易被提出，使阿胶的水不溶物过高。另外，阿胶的熬制还可以采用饮用水，对达不到饮用水标准的水质应先进行软化处理。

第二节
阿胶的加工与炮制

阿胶的熬制已有两千五百多年的历史，其制备工艺的发展是一个漫长的历史过程，经历了数代医药学家的潜心研究和不断实践，取其精华、去其糟粕，使其生产工艺日臻完善。关于阿胶的制作工艺，在东阿一带民间广泛流传着“小黑驴白肚皮，粉鼻子粉眼粉蹄子，狮耳山上来啃草，狼溪河里去喝水，永济桥上遛三遭，魏家场里打个滚，至冬宰杀取其皮，制胶还得阴阳水”的民谣，这正是制胶者用料考究、做工精良、注重质量的真实写照。

一、阿胶的传统工艺方法

《本草经集注》记载：“阿胶出东阿，故名阿胶。”《本草乘雅半偈》曰：“煮法，必取乌驴皮，刮净去毛，急流水中浸七日，入瓷锅内，渐增阿井水煮三日夜，则皮化，滤清再煮稠，贮盆中乃成耳。”明代中后期，东阿阿胶业曾一度达到“妇孺皆通熬胶”的鼎盛时期，使东阿成为远近闻名的阿胶之乡，其传统工艺流传至今。阿胶的传统工艺主要包括原料处理、煎取胶汁、滤过澄清、浓缩收胶、凝胶切胶、晾胶擦胶、印字包装等流程。

（一）原料处理

阿胶在每年10月至来年3月最适宜加工。首先选取张大皮厚、无虫蛀、无霉变、无腐败的优质驴皮，以纯黑无病的驴皮为优选。然后将选好的驴皮投入泡皮池内，用清水浸泡，每天换水1~2次，直至皮泡透软化。将泡透的驴皮置木凳上，先除去里面的腐肉和脂肪，再刮掉表面的毛，最后将刮毛后的驴皮切成小块，并用清水漂洗多次（图2-7）。

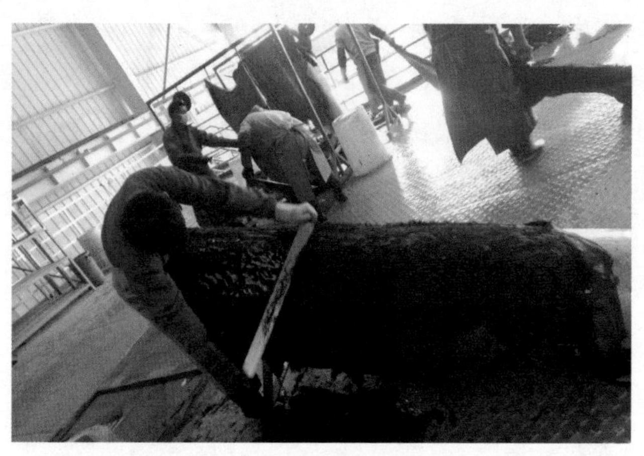

图2-7　驴皮去毛

视频2-3

驴皮去毛

（二）煎取胶汁

将洗净的驴皮投入锅内，用沸水焯洗至皮块打卷后取出，另置于锅中加水至浸没驴皮，煮沸后文火煎熬1~3天，此过程称为化皮。待胶汁稠厚时加入适量凉水稀释后，用武火煮沸，再用文火加热，待胶液内杂质上浮并由锅边聚集到中央时，用打沫瓢或打沫刀将其取出，此操作称为打沫。一般 1 小时左右打沫 1 次，反复多次（图 2–8）。

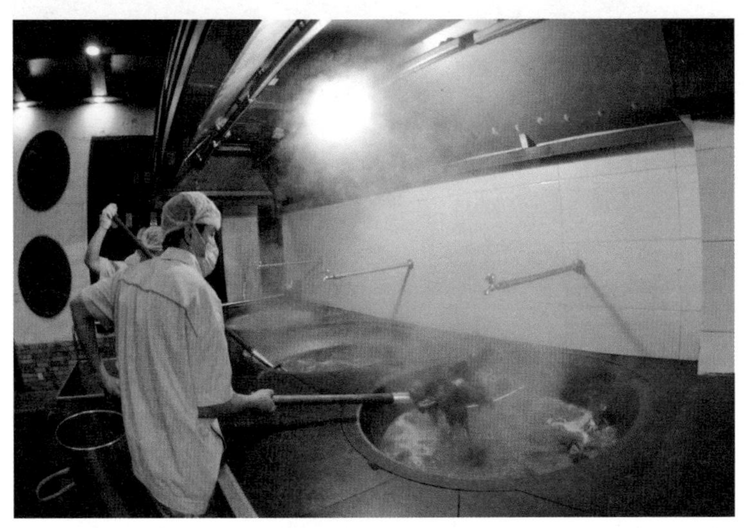

图 2–8　焯洗驴皮

视频 2–4

煎取胶汁时的浓缩打沫

（三）滤过澄清

将煎取的胶液先用细筛滤过后，加入少量明矾搅拌，静置数小时，待杂质沉降后，分取上层澄清胶液（图 2–9）。

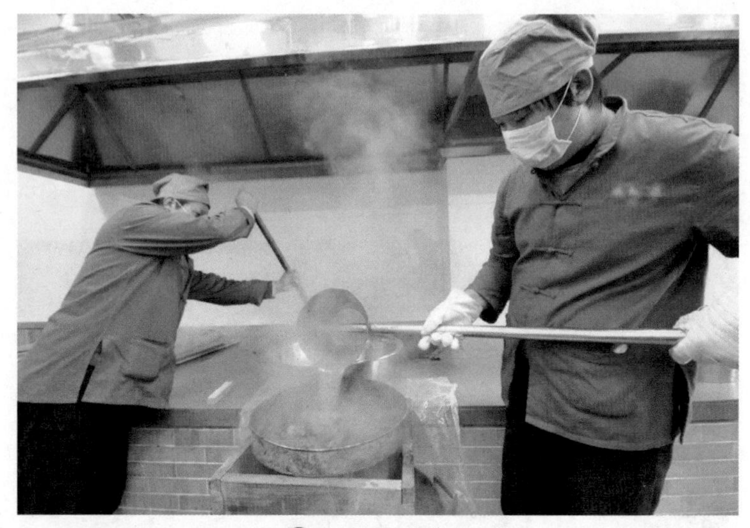

图 2-9 胶液滤过

（四）浓缩收胶

胶液滤过并经澄清后，合并进行浓缩。将得到的澄清胶液进一步加热浓缩至糖浆状后取出，静置待沉淀下降，取上清液置于锅中，以文火加热继续浓缩打沫，1 小时左右打沫 1 次，其间要不断搅拌，以防止焦化。当胶液浓缩至一定程度时，用胶铲挑起，胶液呈连珠状慢速流下，俗称“挂珠”。挂珠的作用是根据胶液的流速判断其含水量。此时加入油，应进行砸油，砸油即为胶液中加入油后，用出胶勺将加入油的胶液舀起，再用力将其砸入锅中与锅中胶液混合，此时应用力将胶液搅拌，使油与胶液充分混合且油分散均匀，避免胶内出现小油泡（图 2-10）。

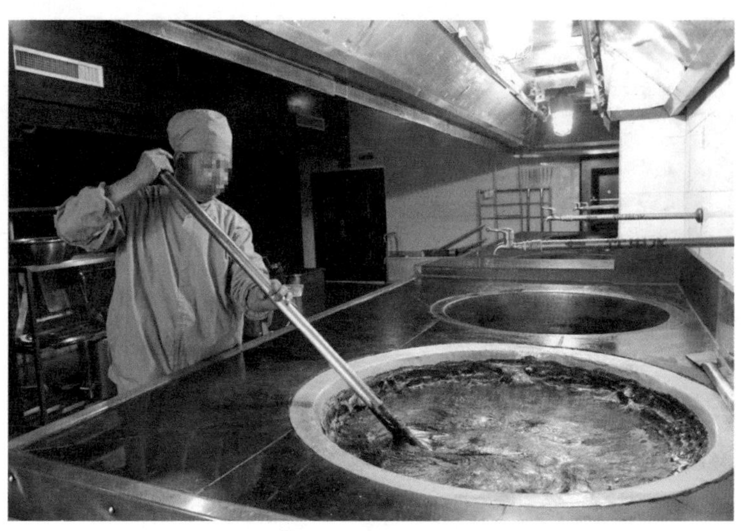

图 2-10 胶液浓缩

胶液浓缩到水分接近出胶时开始吊猴，也就是用胶铲挑起，胶液悬吊于胶铲上形如猴状。此时需减弱火力，再加入黄酒并强力搅拌，以促使水分蒸发并防止焦化。辅料加完后继续加热浓缩，待胶液表面鼓起馒头状大气泡，称为发锅，此时停止加热，使胶液内的气泡自然挥散。胶锅中出现发泡现象表示将要出胶，此时应停止加热，使锅内的热气自然逸出，这样胶液内就不会有油泡和气泡，这个过程称为醒酒。胶液浓缩至一定程度后，用胶铲铲起胶液时，挑起的胶液黏附于其上呈片状缓缓坠落，或用棒挑起胶液时，胶液黏附在棒上呈片状而不坠落（称为挂旗），即可收胶，以胶液浓缩至无水蒸气逸出为度。浓缩程度应适当控制，若水分过多，则成品在干燥过程中常出现四面高、中间低的塌顶现象（图 2-11）。

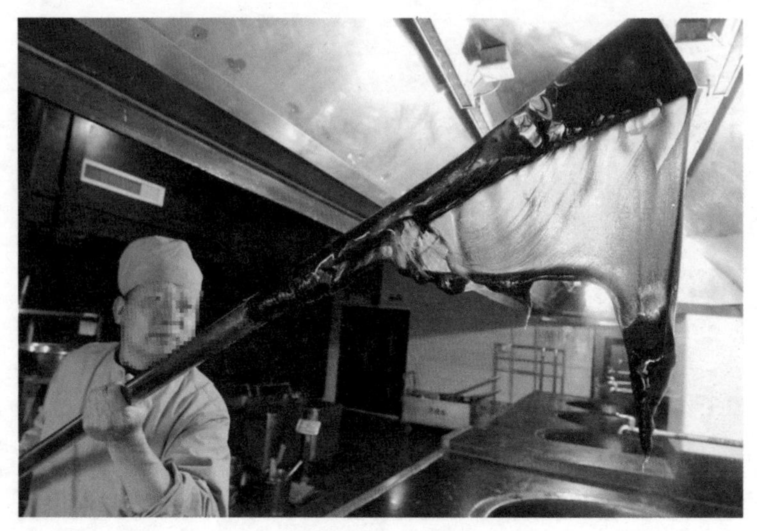

图2–11　挂旗

（五）凝胶切胶

将炼成的胶液趁热放入预先涂有少量油的盘中，使胶液自然凝固成胶坨（一般倾入热胶液后放置于室中，经12~24小时即可凝成胶坨），再用刀把胶坨修整为规整一致的长条形，称为放大条，把大条分解成规范小条，称为切小条，得到阿胶片。切胶时要求刀口平、一刀切过，以防出现刀痕（图2–12、图2–13）。

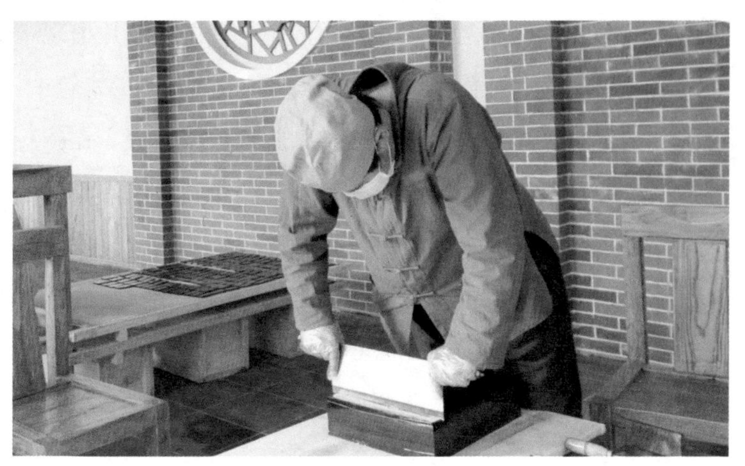

图 2-12　放大条

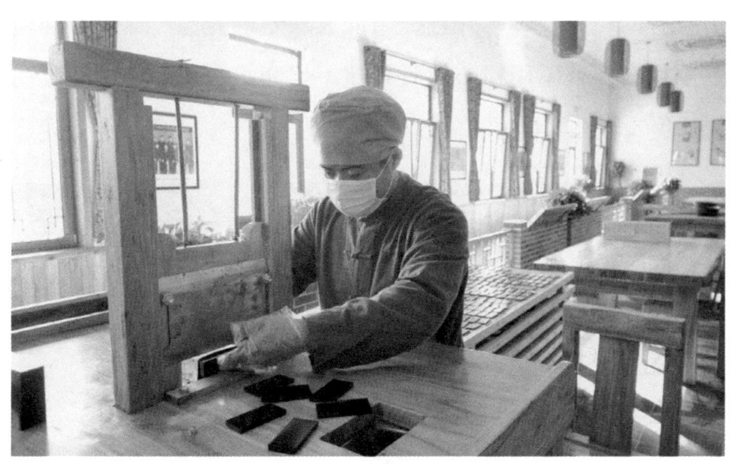

图 2-13　切小条

（六）晾胶擦胶

胶片切好后，在阴凉条件下放于晾胶木板床上干燥，3~5天后转移到竹帘子床上，分层置于干燥室内继续干燥，隔 3

天左右翻动一次，使两面水分均匀散发，以避免胶片出现弯曲现象。数日后待胶面干燥至一定程度，放入密闭的木箱中，密闭闷之，使胶片水分向外扩散，称为闷胶或瓦胶。在闷胶过程中，应不断倒箱、立箱。2~3 天后将外皮变软的胶片取出，并用布拭去表面水分，再放在竹帘上摊晾，数日后再接着闷胶，反复多次，直到胶片充分干燥。然后用粗布蘸取擦胶水擦拭胶块表面，使其各面光亮，有直而明显的粗布纹理。擦胶时应注意擦胶水的温度和擦胶布的质量。擦胶水温度要适宜，温度过高会对人的皮肤产生刺激，致使手无法接触水而无法擦胶，温度过低则使擦胶布达不到应有的热度而擦不出应有的粗布纹理，并且擦出的胶块不够光亮。擦胶布必须要用粗布，若不用粗布擦胶则擦不出布纹，从而影响阿胶的光洁度（图 2–14、图 2–15）。

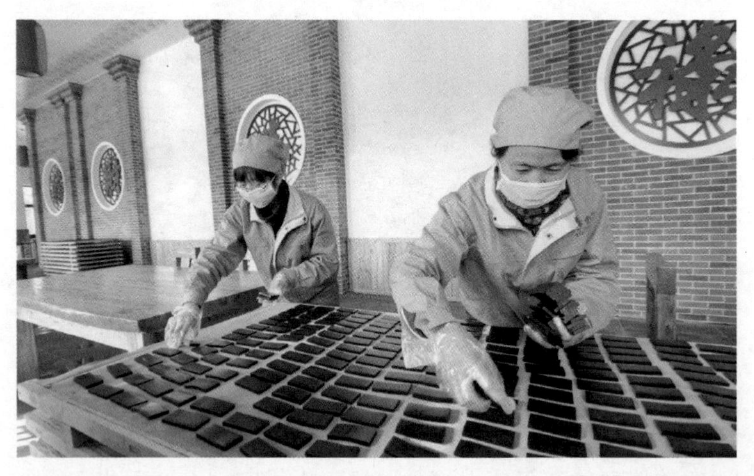

图 2–14　晾胶

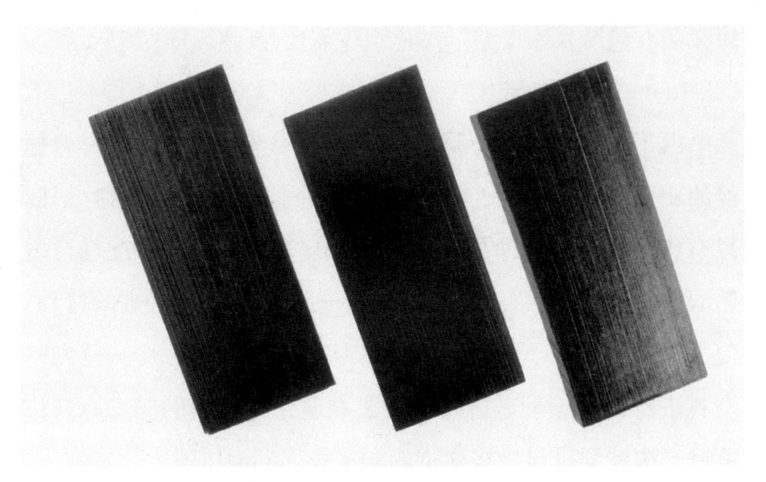

图 2-15 阿胶擦胶后的纹理

（七）印字包装

用银珠等在擦拭好的胶片上印上字号等，再用洁净的防潮纸包装胶片，一块一包。将包装好的胶片装入盒内，一般一斤一盒或半斤一盒，称为包大皮。然后将每盒阿胶装入大箱内，贮存于密封容器内，置于阴凉干燥处，以防止受潮、受热、发霉、软化、粘连、变质等，但注意胶片也不能过分干燥，以免胶片碎裂。

二、阿胶的现代工艺方法

随着时代的发展，传统的阿胶生产工艺逐步被改进，但许多传统的工艺要点对现代阿胶的生产及产品质量控制仍有重要意义。一般阿胶制作工艺可分为原料炮制、提取胶汁、澄清滤过、浓缩出胶、凝胶切胶、胶块晾制、擦胶印字、胶块灭菌、包装入库，整个过程至少需要 49 道工序。

（一）原料炮制

由于驴皮的来源不同，驴的宰杀季节各异，即使符合标准的驴皮也存在差异，所以驴皮在投料前必须进行炮制处理。只有将驴皮进行洁净处理，并使驴皮均匀一致，才能进行之后的加工生产。原料炮制是将驴皮浸泡，进行前处理的过程，包括挑选、称重、泡皮、去毛、切皮、洗皮、焯皮。首先将皮料进行分类整理，挑拣以除去杂质，将合格的驴皮原料称重后，按计划投料量将称重的驴皮投入到泡皮池中开始泡皮，待驴皮泡透，去掉附着在驴皮表面的土渣并进行清洁，再通过漂泡把驴皮在储藏过程中产生的部分挥发性碱性物质洗去，以提高阿胶的内在质量。在泡皮操作中，应注意加水量、换水次数和浸泡时间。加水量不足会使驴皮浸泡不均匀；长时间不换水会使驴皮腐烂变质；浸泡时间过短会使驴皮泡不透，时间过长会使驴皮发生腐烂变质。由于泡皮工序操作周期长、生产环境差，很多企业在不断探索浸灰法、浸盐法等改进的泡皮方法，以缩短操作周期、改善生产环境。

对于泡透的驴皮，目前阿胶生产企业一般会采用传统的刮毛工艺去毛，但是存在费时费力、劳动强度大、生产环境差、与现代生产设备格格不入等问题，因而企业也在不断探索滤过去毛、酶法脱毛、采用机械式驴皮去毛机等方法去毛。去毛后的驴皮可用切皮机切成一定规格的小块，以减小体积、增加原料容量、利于提取。然后将切制的驴皮置于洗皮池中，加水洗涤，直至将驴皮洗净为止。捞出后投入到焯皮容器中，加入一定量的碱和一定比例的水，通过蒸汽加热至驴皮打卷放出碱液，继续用清水清洗驴皮至洁净，以去掉驴皮上的脂肪及角质成分，保证阿胶的质量（图 2-16）。

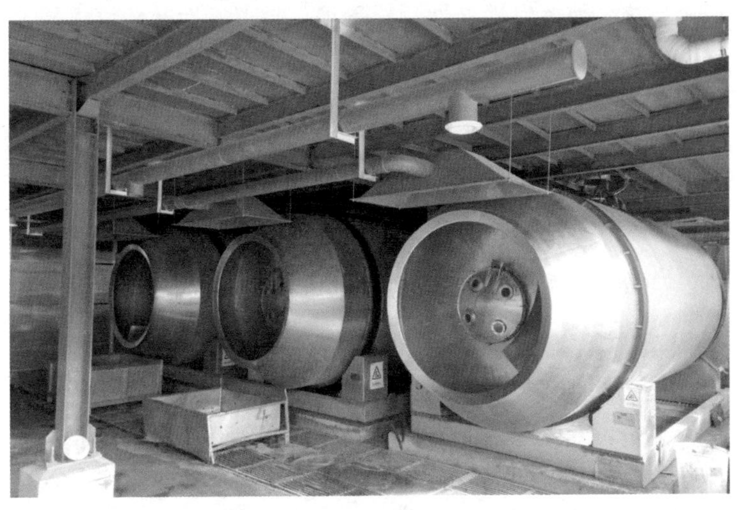

图 2-16　清洗驴皮的洗皮机

（二）提取胶汁

如果说原料炮制是基础环节，那么提取胶汁则是关键环节。提取胶汁的目的是将驴皮进行分解，提出胶汁，将毛渣、角质层、脂肪层和胶原蛋白分离。这一环节要求最大限度地将驴皮中的胶原蛋白提取出来，使之水解成降解产物。处理好的原料一般采用敞口提取、密封滚动提取或密封静态提取等工艺方法，在较短的时间内使胶原成分全部化为胶汁，同时排出毛渣、碎肉等残渣。提取工序的三要素包括提取时间、提取压力（温度）、加水量，三者的变化直接决定了阿胶的质量。提取温度越高越有利于胶汁的提取，但温度过高不仅会使阿胶中的部分氨基酸产生脱羧、脱氨反应，生成游离、低链烃胺和芳香胺等小分子碱性物质（这些物质大多具有毒性和异臭味，使挥发性碱性物质增加，是挥发性碱性物质的主要来源），而且容易使阿胶的黏度受到影响，使胶块碎裂。提取时间越长提取越完全，阿胶的出胶率越高，同时会降低水不溶物的量，当提取达到一定时间后，出胶率不再明显变化，但时间太长反而会使大量杂质被提出。一般加水量越多越有利于提取，但水量过多会增加浓缩工序的工作量（图 2-17）。

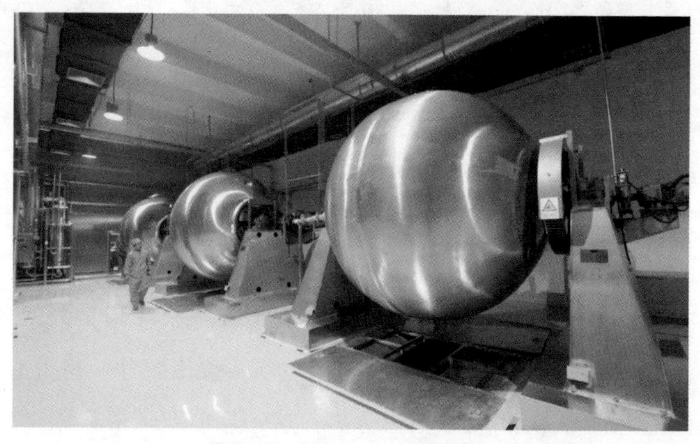

图 2-17　密封滚动提取胶汁

视频 2-5

密封滚动提取胶汁

（三）澄清滤过

提取工序所得的稀胶液是非均一的液相，或多或少地含有原料细粒、畜毛、脂肪等不溶性杂质，如果不除去这些杂质，不仅会增加阿胶中灰分和水不溶物等杂质的量，而且会影响胶的黏度、色泽和透明度，因此必须将提取的胶液采用澄清滤过方法将其内的杂质除掉，从而得到澄清滤过的胶液。提取的胶液往往采用离心分离法和滤过法进一步除去杂质，使胶液更加澄清，以保证成胶的黏度、色泽和透明度。

（四）浓缩出胶

浓缩出胶的过程是对胶液进行初步浓缩，去除细小杂质，将稀胶液浓缩至规定的含水量，以便凝胶。此过程包括初浓、续浓、提沫、加辅料、出胶、冷凝。具体操作为将澄清滤过的胶汁在蒸发装置或浓缩器中进行浓缩，浓缩至一定浓度后进行提沫除杂。此时驴皮中的胶原蛋白进一步降解成脲、胨、肽、多肽、氨基酸等，并按一定的分子量状态分布。然后加入油、冰糖、黄酒等辅料，熬至稠膏状倒入凝胶箱（图 2-18）。

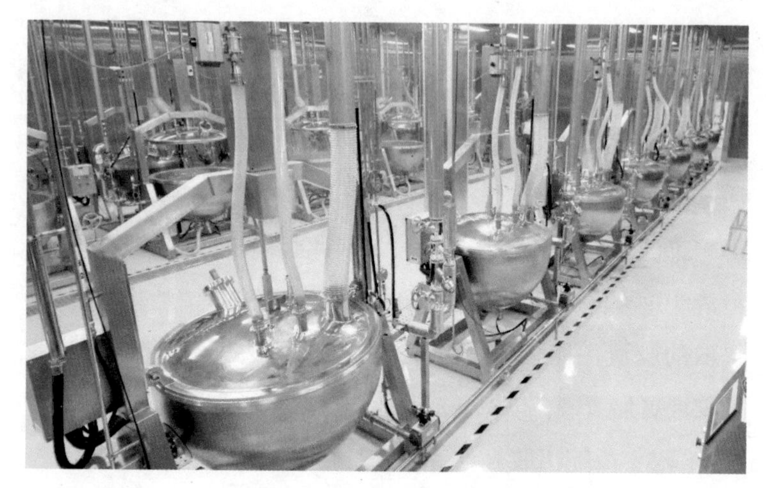

图2-18 夹层锅浓缩胶汁

（五）凝胶切胶

将装有胶液的凝胶箱送至冷冻室，并保持胶箱中胶液面处于水平状态，使稠膏状胶液在规定的温度下冷凝成胶坨。具有一定浓度的胶液有固定的凝固点，胶汁在被冷却时，黏度在逐渐增加，流动性越来越差，在达到一定温度时会由液态阿胶变为凝胶状态。在凝胶过程中，胶液浓度、凝胶时间和温度是重要的影响因素。将凝胶得到的合格胶坨取出、称重，并按标准规定先用切大胶条机切成规则的大胶条，再用刨胶机将大胶条四面刨平，刨成规定规格的胶条，再用切小块胶机切成规定规格的小胶块。在切胶操作中，需注意控制好切胶的下刀量、胶块的重量，保持切胶刀的锋利程度（需经常更换切胶机的刀片），以避免因刀片不锋利切出留有刀印或刀痕的胶块（图 2-19）。

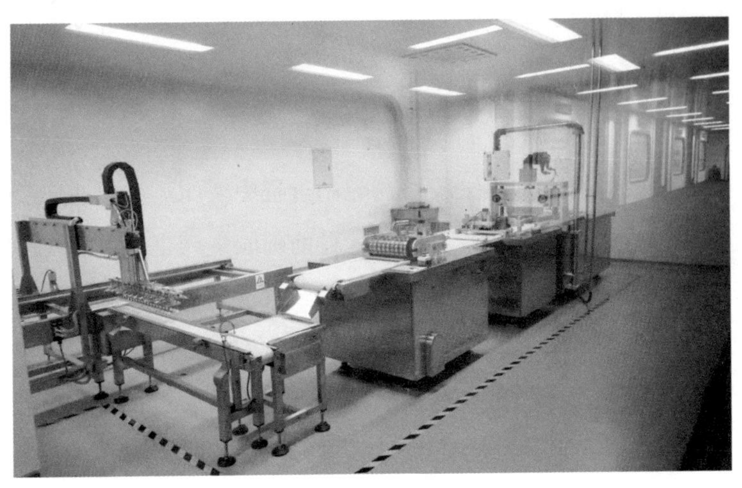

图 2-19 切胶机

视频 2-6

切胶机切制胶块

（六）胶块晾制

胶块晾制是胶块外观形成的重要工序。切成的鲜胶块因含水量较高且易染菌而变质，只有胶块含水量在 15% 以下才可以保持长期不变质。因此，切好的小胶块需要在符合 GMP 要求的晾制车间内晾制，晾制过程中要定时翻动胶块，以提高晾制速度。与晾胶速度相关的因素主要为晾制条件和胶块特性。其中晾制条件为晾胶的外因，主要指干燥介质（空气）的流速、温度和湿度等条件；胶块特性为晾胶的内因，主要包括胶块的厚度、大小、含水量等。目前阿胶生产企业除采用传统的晾胶工艺外，还将微波干燥技术应用于晾胶工艺上，这样可大大缩短晾胶时间，既提高生产效率，又提高胶块的平整度。

（七）擦胶印字

擦胶的目的是擦去胶块在晾制过程中表面形成的油皮及污垢等污染物，保证胶块洁净。目前阿胶生产企业多沿用传统擦胶工艺，以保持“粗布擦胶、布纹清晰、色如琥珀、黑如髹漆”的传统工艺特色。先将已晾制好的胶块用符合 GMP 要求的湿粗布擦拭至光亮且显现出直而明显的粗布纹理，再用印字工具蘸取药用红氧化铁，在胶块上面印上规定的字样。

（八）胶块灭菌

在阿胶的生产过程中，由于胶液一直处于沸腾状态，胶液内的微生物在凝胶前已被杀死，所以阿胶的灭菌一般是针对胶块表面的微生物。目前应用较多的方法是紫外线灭菌法。

（九）包装入库

先将灭菌后的胶块包装成规定的小包装，再经过打（喷）码机打印批号、生产日期、有效期，与说明书一同装入包装盒，然后用封口签将阿胶盒两头封严，并用已备好的玻璃纸将装有阿胶块的包装盒密封，装入已经准备好的大包装箱内，再装入装箱单，最后将装有阿胶的大包装箱封严，称重登记，检验合格后入成品库贮存（图 2-20、图 2-21）。

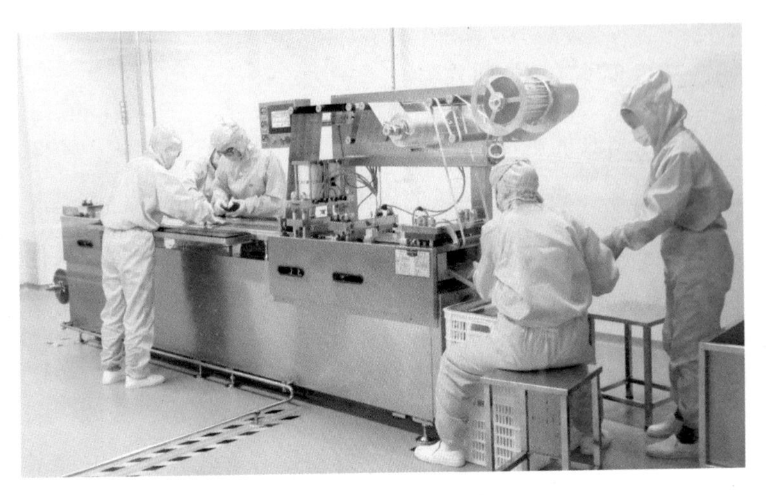

图 2–20 胶块的包装

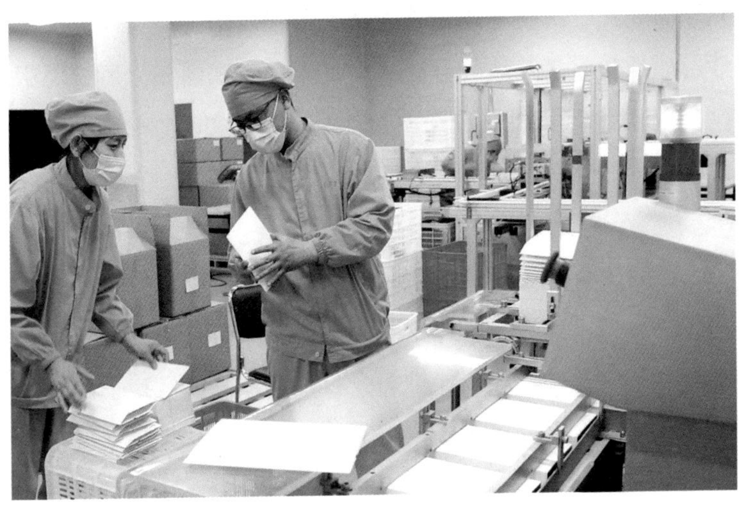

图 2–21 阿胶装盒

三、阿胶的炮制方法

关于阿胶的炮制，自汉代就有阿胶炮制“去腥味，不腻膈”的记载。古籍中记载的阿胶炮制方法有30种之多。汉代张仲景的《金匮要略》中已有关于阿胶炙用的记载，汉代以后人们在沿用部分原有炮制方法的基础上，发明了诸多新颖的方法，如唐代除炙法外有熬、蛤粉炒、炒成米子、炙捣末等方法，宋代新增了锉碎、微炒、炒黄、炒焦、麸炒、糯米炒、面炒、水浸蒸、洗、切、蚌粉炒等方法，元代出现了炮、草灰炒、生用之法，明代新增了酥炒、拌粉炒、米醋熬、酒炖化、猪脂浸蛤粉等方法，清代发明了酒蜜同炙、土炒、醋炖化、蒲黄炒等方法。中华人民共和国成立后，历版《中国药典》收载的阿胶项下包括捣成碎块和阿胶珠两种炮制规格。

（一）阿胶块

取阿胶直接捣成碎块所得。阿胶的传统服用方法中有将阿胶捣碎后，放入锅中隔水蒸制，待其溶化后取出放凉，置阴凉处每日食用。阿胶在配药时也会取捣碎的胶块，放入已煎煮滤过的热药汁或热水中，搅拌至溶化后服用（图2-22）。

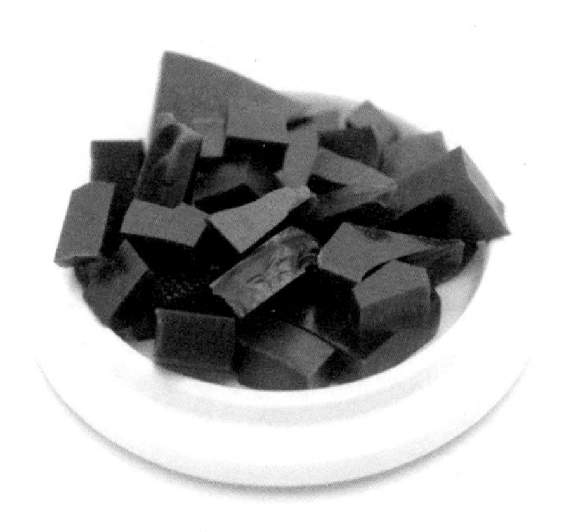

图 2-22　阿胶块

（二）阿胶珠

阿胶的传统炮制方法一般是用辅料制成阿胶珠，《中国药典》中收载的阿胶珠为采用蛤粉烫至成珠。在实际应用中，阿胶珠的常用炮制方法为蛤粉烫和蒲黄烫。

蛤粉烫制的阿胶珠是将蛤粉加热炒至沸水状态，如水蒸气般向空中飞腾时，加入胶丁不断搅拌，炒至胶丁鼓起成珠，待内无溏心、表面黄白色时急速出锅，筛去蛤粉，凉透即得。阿胶珠成品以表面黄棕色，附有少量灰白色粉末，中空、膨松略呈海绵状，质酥易碎、气香、味微苦者为佳。采用蛤粉烫制阿胶珠时需注意：切制成的阿胶丁大小以 $1cm^3$ 为宜，过大则热量渗透不及，容易外焦内溏，过小则会受热过快，易焦化破坏；注意阿胶和蛤粉的用量，如果阿胶过多，在转炒时球形胶珠易被压扁，影响鼓泡造成畸形，或受热不均匀致内有溏心；严格控制蛤粉的温度，温度过高易焦煳即外焦内溏，温度偏低则胶珠可能不会全部鼓起，造成内部有溏心的问题。

蒲黄烫制的阿胶珠是将过筛后的蒲黄置热锅中翻动，待蒲黄滑利后加入胶丁，不断搅拌，炒至蒲黄近黑色，胶丁鼓起成珠，待内无溏心、表面呈暗黄色时取出，筛去蒲黄，晾凉即得。采用蒲黄烫制阿胶珠时需注意，炒时用微火，不能将蒲黄炒黑（图 2-23）。

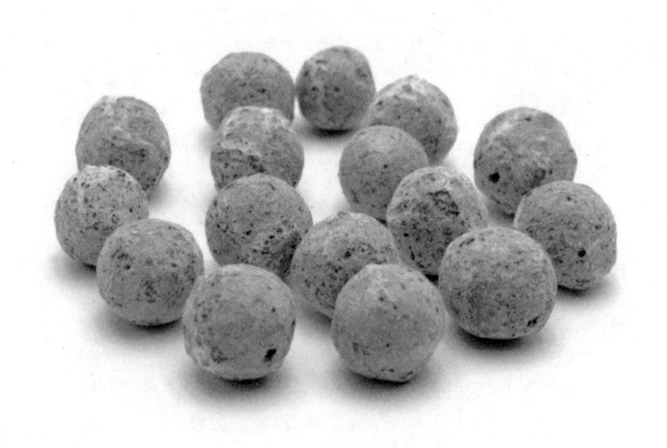

图 2-23　阿胶珠

阿胶的主要成分为胶原蛋白，具有黏滞性，煎汤时易糊锅，炮制后可使阿胶质地酥脆，易于粉碎成末，同时入汤剂时不粘锅，并且能避免油腻而增加疗效，较生品易于消化吸收，可大大提高阿胶的生物利用度。阿胶有补血止血、滋阴润燥的作用，蛤粉即海蛤壳煅制后碾成的花白色细粉，味苦咸、性平，能清热化痰、入血分散瘀滞。阿胶经蛤粉炒珠后，能除去胶性，还能散瘀滞，避免腻滞之弊，多用于久咳、痰中带血或血虚所致的崩漏之症。蒲黄为香蒲科植物水烛蒲黄、东方蒲黄及同属植物的干燥花粉，味甘、性平，有止血、行血、消瘀的作用。阿胶经蒲黄炒珠后，可增加阿胶止血的功效。

第三节 如何鉴别阿胶的优劣

一、阿胶质量标准的历史沿革与现状

（一）历版《中国药典》中阿胶标准的收载情况

阿胶是我国古老的名贵中药材，东汉时期的《神农本草经》《金匮要略》，南北朝的《神农本草经集注》，元代的《汤液本草》，明代的《本草纲目》，清代的《医宗金鉴》《本草纲目拾遗》《本草求真》等医药古籍，均对阿胶的疗效有明确记载。药典是从本草学、药物学以及处方集的编著演化而来的，其发展历史源远流长。唐显庆四年（公元659年）颁行的《新修本草》是我国历史上第一部官修本草，堪称世界上最早的国家药典。

1963年版《中国药典》首次将阿胶按照中药成方制剂收录其中，对阿胶的处方、制法、功能、主治、用法与用量和贮藏进行了描述；在1977年版《中国药典》中，收载了阿胶的性状、水分、灰分、重金属等质量控制项目；之后的各版《中国药典》中，阿胶的质量标准均有收载，并不断修订完善。

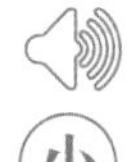

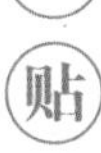

小贴士

《中国药典》

中华人民共和国成立后，国家启动药品标准体系建设，体现了对医药卫生事业的高度重视。第一届药典委员会成立于1950年，并于1953年颁布了第一版《中国药典》。此后陆续颁布了1963年版、1977年版、1985年版、1990年版、1995年版、2000年版、2005年版、2010年版、2015年版、2020年版，共11版。历版《中国药典》是我国不同历史时期医药产业和临床用药水平的见证，在提升我国药品质量控制方面发挥着不可替代的作用。

（二）各项质量控制项目的发展变更

改革开放以来，我国科学技术水平高速发展，人们以更加科学客观的态度审视和评价中药材，在尊重传统经验的同时，将高效、灵敏的现代分析技术融入中药材质量评价中。随着各版《中国药典》的不断更新，阿胶的质量控制项目不断发展完善（表1）。

表 2-1　历版《中国药典》中阿胶的检验项目

版本	收录归类	质控项目比较
1963 年版	中药成方制剂	未收载质控项目
1977 年版	中草药及其制品	性状、水分、灰分、重金属、砷盐检查、胶剂通则
1985 年版	药材及其制品	修订：将灰分改为总灰分
1990 年版	药材及其制品	新增：挥发性碱性物质检查
1995 年版	成方及单味制剂	未修订
2000 年版	成方及单味制剂	未修订
2005 年版	药材及饮片	新增：薄层鉴别、水不溶物检查及总氮量测定
2010 年版	药材及饮片	删除：总灰分、重金属、砷盐、挥发性碱性物质及总氮量测定 修订：性状、薄层鉴别、水不溶物 新增：重金属及有害元素检查和氨基酸含量测定
2015 年版	药材及饮片	修订：将薄层鉴别修订为特征肽鉴别
2020 年版	药材及饮片	新增：性状、高效液相色谱 - 质谱鉴别、水分、重金属及有害元素、水不溶物、胶剂通则、氨基酸含量测定、特征多肽含量测定

二、阿胶鉴别方法的演变

（一）性状鉴别

《本草纲目》中记载阿胶“当以黄透如琥珀色或光黑如豎漆者为真，真者不作皮臭，夏月亦不湿软”。《本草蒙筌》曰："真者质脆易断，明澈如冰；假者质软难敲，枯黯似墨。"《本草崇原》曰"昔人谓光如漆，漆色带油绿者为真……真者拍之即碎。"这些记载分别从颜色、气味、质地等不同角度阐述了阿胶的特点，告诉人们如何鉴别阿胶的真伪。最初人们多依靠观性状、闻气味、尝味道来品鉴阿胶的优劣。传统阿胶有"冬板""春秋板""伏板"等称谓，不同的称谓是因用不同季节宰杀的驴皮所熬制的阿胶而异。冬板是指由冬季宰杀所取驴皮制得的阿胶，质量最佳；春秋板系指由春、秋两季宰杀所取驴皮制得的阿胶，质量次于冬板；伏板系指由夏季宰杀所取驴皮制得的阿胶，质量较次。

阿胶的性状描述在质量标准中占据着首要位置，其每个文字和每句表达都是时间和经验累积的成果，是实验人员评价阿胶质量的第一道关卡。它并没有因为现代检测技术的发展而被弃用，而是与之并存，使传统经验与现代技术相互补充完善。

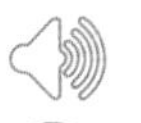

小贴士

阿胶药材及饮片性状特征

（1）阿胶：呈长方形块、方形块或丁状。棕色至黑褐色，有光泽。质硬而脆，断面光亮，碎片对光照视呈棕色半透明状。气微，味微甘（图2–24）。

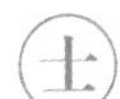

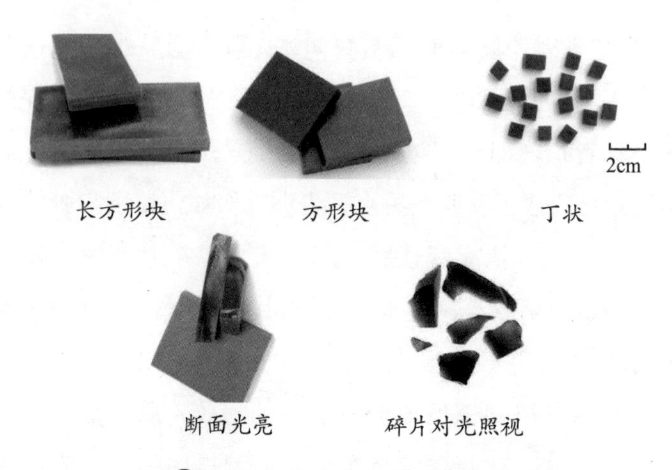

图2-24 阿胶药材性状及对光照视图

（2）阿胶珠：呈类球形。表面棕黄色或灰白色，附有白色粉末，质酥、易碎。断面中空或多孔状，淡黄色至棕色。气微，味微甜（图2-25）。

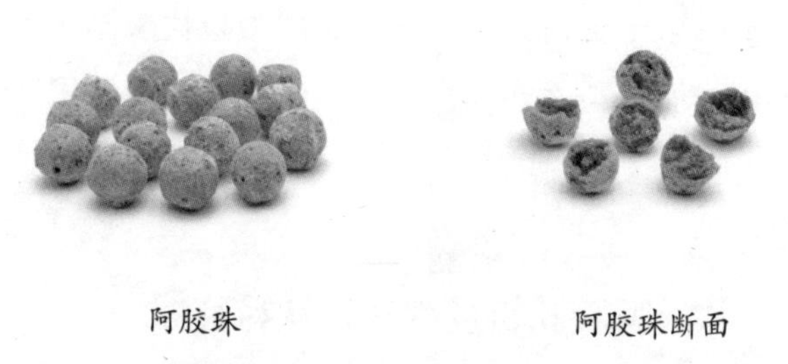

图2-25 阿胶珠性状及局部放大图

（二）理化反应鉴别

在阿胶早期的质量控制中，水试和火试扮演了非常重要的角色。水试是将阿胶煮沸溶解，溶液呈浅棕红色，并有少量类白色物质析出，液面有少量油滴，10% 的水溶液在 5~10℃环境下放置亦不凝固。而牛皮胶溶液呈暗灰色，无析出物，液面无油滴，放置溶液凝集成糊状；其他杂皮胶溶液呈暗棕红色，无析出物，液面有少量油滴，放置溶液变稠。火试是取阿胶样品放在坩埚内灼烧，初者迸裂，随后膨胀，融化后冒白烟，有浓烈的麻油香气，灰化后残渣呈淡棕色，质疏松，呈片状或棉絮状、团状，不与坩埚黏结，味淡，品尝无异物感。而牛皮胶灼烧后有浓烈的浊臭气，灰化后残渣呈深砖红色；其他杂皮胶灼烧后有豆油气而微带腥味，灰化后残渣因皮料不同而异。

（三）仪器鉴别

传统鉴别方法的结果判断受人的主观因素影响较大，现代仪器设备的快速发展为鉴别药材提供了更加客观、高效、多样的检测手段，也为阿胶的质量控制增加了更科学有力的技术支撑。

仪器鉴别的方法非常多样，基于阿胶的主要成分为蛋白质，可以采用差示扫描量热法、凝胶电泳、二维相关红外光谱法、运动黏度法、圆二色性分析法等蛋白质的通用检测方法。但通用方法存在的显著问题是专属性不强。因为大部分哺乳动物皮肤组织均含有大量的胶原蛋白，熬制成的阿胶的主要成分也是胶原蛋白，因此对于鉴别其他动物杂皮掺伪的假阿胶也是无能为力。

随着分子生物学的发展，PCR 技术在中药质量控制方法中的应用越来越多，其优势在于可以指数级扩增阿胶中残留的 DNA 片段，灵敏度高，专属性强，但是阿胶在熬制过程中，经过长时间的高温破坏，DNA 片段的残留量极低，提取困难，再加上基质干扰严重，导致结果的重现性欠佳，从而影响最终的结果判断。因此，该方法目前暂未在成品阿胶的质量标准中得到应用（图 2–26）。

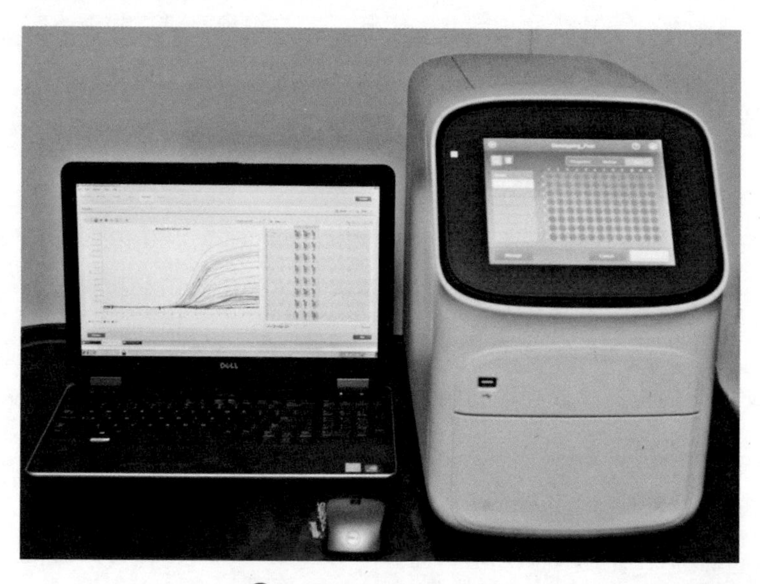

图 2–26 荧光定量 PCR 仪

基于质谱技术的蛋白组学的发展，为鉴别真假阿胶提供了新的实验思路。采用质谱技术测定阿胶中的特征肽段，可以实现对阿胶动物源类的专属性鉴别。目前该方法已被《中国药典》采纳，收录在阿胶的鉴别项中（图 2–27、图 2–28）。

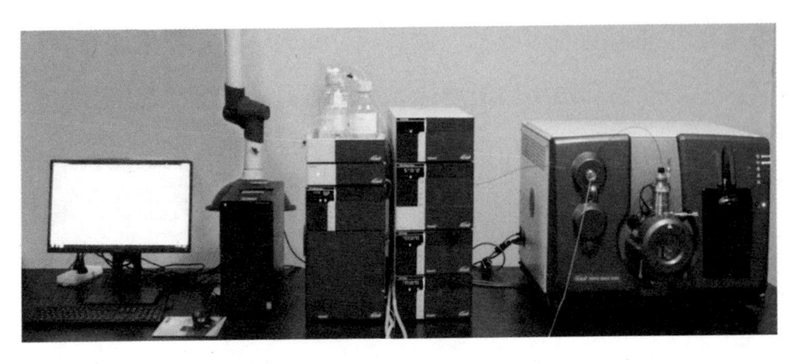

图 2–27 液相色谱质谱联用仪

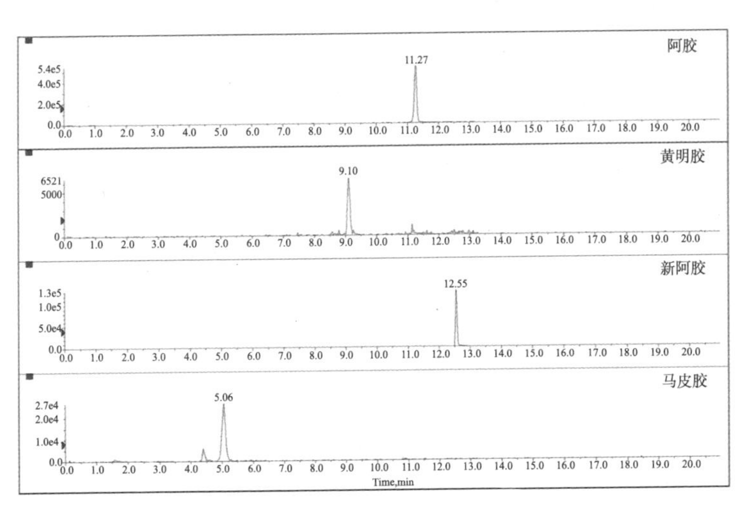

图 2–28 阿胶及混淆品特征成分质谱图

（四）阿胶质量控制方法

药品阿胶的现行质量标准收载于 2020 年版《中国药典》，其记录了阿胶的制法、性状、鉴别、检查、含量测定、性味与归经、功能与主治、用法与用量、贮藏等项目。其中阿胶的鉴别项采用液相色谱质谱联用方法测定阿胶中的特征肽段，为阿胶质量标准中的一大变革；检查项分为水分、重金属及有害元素、水不溶物和微生物限度检查，可以对阿胶的品质和安全性加以控制；含量测定项记载了阿胶中 4 种氨基酸的测定方法和最低限度。2020 年版《中国药典》中新增了阿胶中特征多肽的含量测定项目，该方法利用高效液相色谱 – 质谱联用技术，对阿胶中胶原蛋白水解产物阿胶特征肽 A1、A2 进行测定（图 2–29、图 2–30）。

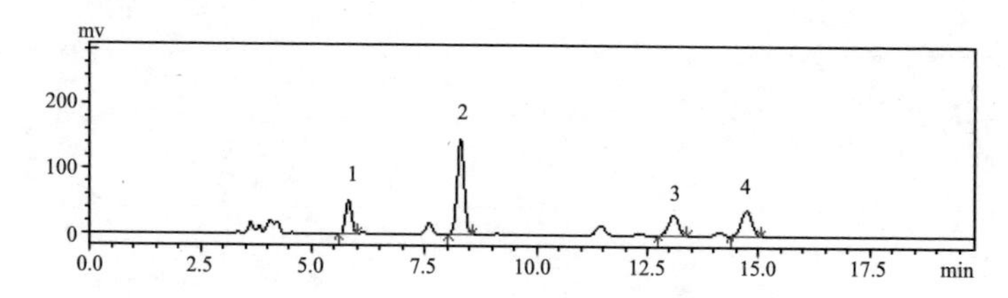

峰 1：L– 羟脯氨酸；峰 2：甘氨酸；峰 3：丙氨酸；峰 4：L– 脯氨酸

图 2–29　阿胶氨基酸含量测定色谱图

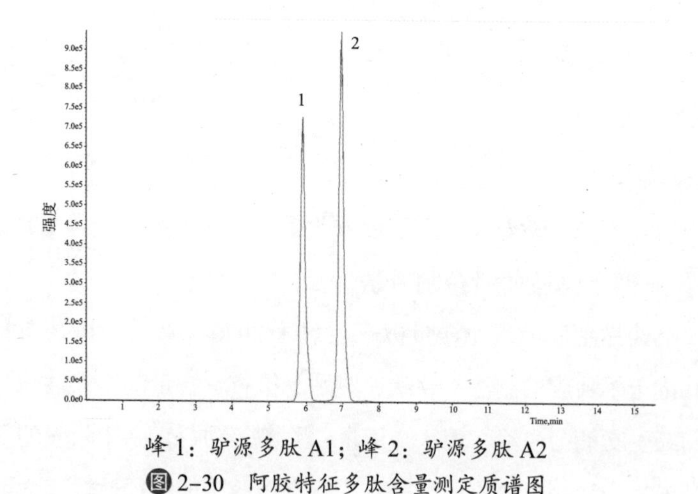

峰 1：驴源多肽 A1；峰 2：驴源多肽 A2

图 2–30　阿胶特征多肽含量测定质谱图

由于近年来阿胶造假事件层出不穷，除《中国药典》标准外，国家药品监督管理局还颁布了阿胶中铬（Cr）、牛皮源成分、猪皮源成分的补充检验方法。同为阿胶的法定检验方法，补充检验方法比《中国药典》中的方法更具有针对性和时效性，是打击查处阿胶造假行为的有力武器。

三、阿胶中的重金属从何而来

优质阿胶本身就含有铁、锰、锌等多种微量元素，有些元素为人体所必需，可作为合理膳食之外的有效补充。这些元素来自于熬胶过程中驴皮、水、油、冰糖等各种原材料。原料质量的严格把控，是成品阿胶中各元素含量安全合理的重要保证。

然而，有些不良商家将工业用皮的下脚料充当原料制造阿胶，这些工业皮料经过化学试剂的处理，携带了大量的重金属及有害元素，会随熬制过程富集于假阿胶中，危害人体健康。

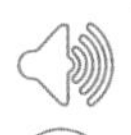

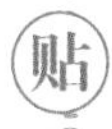

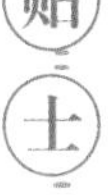

重金属

重金属原是指密度大于 $4.5g/cm^3$ 的金属，如金、银、铜、铁、汞、铅、镉等，其在人体中累积达到一定程度会造成慢性中毒。但就药品安全性来说，重金属主要是指铅、镉、汞以及非金属元素砷等生物毒性显著的元素。重金属虽然难以被生物降解，但能在阿胶制备过程中成千百倍地富集，并通过服用进入人体，过量的重金属在人体器官中累积就会造成慢性中毒。

四、阿胶的分类

作为药食两用的滋补类中药，按照用途可将其大体划分为药用阿胶、食品用阿胶和保健食品用阿胶。阿胶药材既可以单独使用，也可以入方剂使用。在《中国药典》的质量标准中，阿胶虽然被划归为中药材，但是其生产管理过程更接近于中药制剂，需要取得药品批准文号才可以生产。

阿胶不同于植物类中草药，不能按照外观、生长年限划分为不同的规格和等级。这是因为阿胶的外观性状可以通过调节工艺进行人为改变，所以无法按照中草药的标准进行规格和等级的划分。

第四节
此“阿胶”非彼“阿胶”

一、混淆品介绍

随着人们保健意识增强，阿胶作为药食两用的常用药材，已经从药品跨界到保健食品、食品、化妆品等多个领域，甚至作为国礼。阿胶的光芒已经闪耀在各个领域，并且愈发耀眼。然而利益的驱动使得市场上出现了一些阿胶的混淆品，因此，有必要结合实例来介绍阿胶主要混淆品的来历、特征，希望有助于读者了解此“阿胶”非彼“阿胶”的情况。

（一）黄明胶

黄明胶是牛科动物黄牛的皮经熬制并佐以黄酒、豆油等加工而成，属于胶类药材的一种。其呈长方形或方形块，棕黄色，有光泽；质韧不易碎，断面光亮，碎片对光照视呈黄棕色半透明状；气微，味甘，性平，主入肺、大肠经；具有滋阴润燥、养血止血之功效，用于体虚便秘、肾虚遗精、吐血、呕血、胎漏、崩漏。在阿胶的发展历史中，唐代之前阿胶的原料以牛皮为主，自唐末至宋代出现了一个很大的变化，即阿胶的原料用皮由牛皮转变为驴皮，牛皮与驴皮所熬的胶逐渐被区分开。此后，牛皮熬制的胶被称为黄明胶，并沿用至今。唐代陈藏器曰："今时方家所用黄明胶多是牛皮。"宋代苏颂的《本草图经》云："真胶极难得，都下货者甚多，恐非真……胜诸胶者，大抵以驴皮得阿井水乃佳尔……又今时方家用黄明胶，多是牛皮，《本经》阿胶亦用牛皮，是二皮可通用。"明代李时珍的《本草纲目》把牛皮胶单列，即"黄明胶即今水胶，乃牛皮所作，色黄明……非阿井水所作耳"。明代倪朱漠的《本草汇言》称"黄明胶，止诸般失血之药也"，并曰："其性黏腻，其味甘涩，入服食药中，固气敛脱。与阿胶仿佛通用，但其性平补，宜于虚热者也。如散痈肿，调脓止痛，护膜生肌，则黄明胶又迈于阿胶一筹也。"（图 2–31）

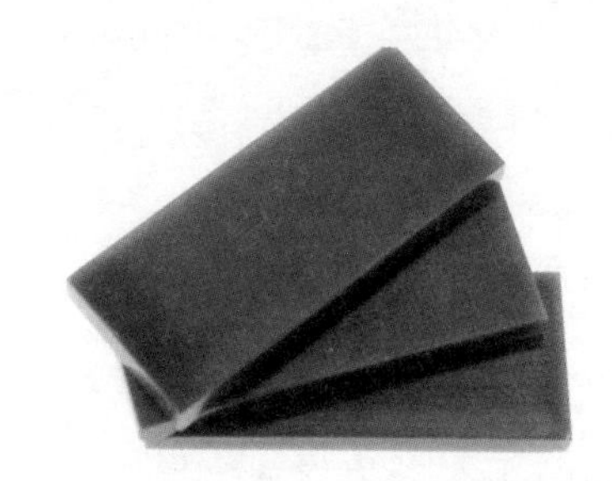

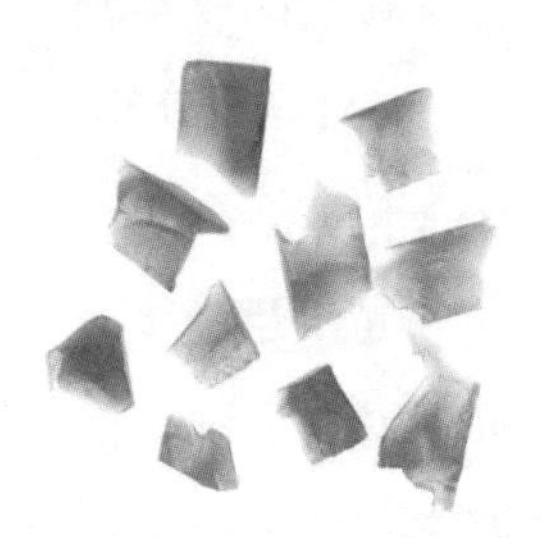

图 2–31　黄明胶性状（左）及对光照视（右）图

由于黄明胶的关注度较低，所以其产量、价格、知名度和应用范围都不及阿胶。但黄明胶与阿胶在制法工艺、性味归经、功能主治等方面有相似之处，是具有开发利用潜力的一味胶类中药。在阿胶的历史沿革中，两种胶也存在过一段纠缠不清的时期，但目前阿胶与黄明胶是作为两味中药分别进行管理和使用的。近些年，一些不良商家为了谋取利益，将黄明胶冒充阿胶销售。针对这一情况，国家药品监管机构迅速做出反应，颁布阿胶中牛皮源成分的补充检验方法，严厉打击遏制这种造假行为。

（二）新阿胶

新阿胶为猪皮经煎煮、浓缩制成的固体胶。其性平，味微甘；具有滋阴、补血、止血的功效，用于血虚体弱、月经不调、吐血、衄血、血小板减少、白细胞减少等症。汉代医家张仲景的《伤寒论》认为，“少阴病，下利、咽痛、胸满、心烦，猪肤汤主之”，煎服方法为“猪肤一斤，上一味，以水一斗，煮取五升，去滓，加白蜜一升，白粉五合熬香，和令相得，温分六服”。

20 世纪 70 年代初，因为阿胶原料驴皮短缺，山东省药材公司和山东平阴阿胶厂遵照原卫生部（现国家卫生健康委员会）、商业部的指示，在众多医药高校、医疗机构、药检机构、科研院所和药品经营企业的支持下，进行了“阿胶代用品的研究”，以《伤寒论》中“猪肤汤”为依据，将猪皮代替驴皮，按照现代新药研制方法，从处方、工艺、标准、组分、临床疗效及毒理作用方面进行研究和探讨。山东平阴阿胶厂于 1976 年投产，名为“新阿胶”。1998 年被收载于《卫生部药品标准》，2002 年经国家药品监督管理局审定为国家中药保护品种。

新阿胶虽名称中带有“阿胶”，但原料与阿胶完全不同，二者是独立的药材。若将新阿胶冒充阿胶售卖使用，同样是造假行为。为此，国家药品监管机构颁布了阿胶中猪皮源成分的补充检验方法，用以预防打击这种造假行为。

（三）马皮胶

马皮胶，顾名思义为马皮熬制成的胶，是动物胶的一种。不同于黄明胶和新阿胶的是，马皮胶作为药物使用未见有历史记载，也缺乏相应功效与药理毒理作用的科学研究。但是，相比于牛和猪，马在物种分类上与驴更为接近，它们皆属于奇蹄目马科马属的动物，因此马皮胶与阿胶在成分上更为相似，甚至可以在检验中蒙混过关。

2020年版《中国药典》收载的阿胶质量标准明确规定了阿胶的基原动物为马科动物驴。马皮胶与阿胶的成分相似度极高，药检人员通过大量的样本分析和实验摸索，终于在两者之间找到了差别，并且以鉴别方法将混入阿胶中的马皮胶剔除出去。

（四）骡皮胶

骡皮胶为骡皮熬制成的胶。骡是马和驴的种间杂种，繁殖力极其差，但生命力和抗病力强，役用价值高。由于骡携带了一半驴的基因，所以骡皮胶比马皮胶更接近阿胶。

如果说马皮胶是紧跟阿胶队伍的“模仿秀演员”，那么骡皮胶可以说已经将一只脚踏入了阿胶的队伍中。不过，即使物种再接近，成分再相似，阿胶与骡皮胶仍然存在真假之分，以骡皮胶掺入阿胶属于造假行为。由于骡的另一半基因来自马，使得骡皮胶与阿胶在成分上存细微差别，只需将其交到

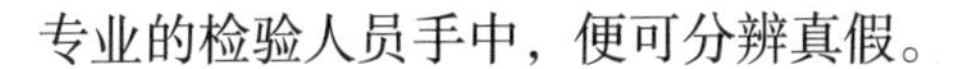
专业的检验人员手中，便可分辨真假。

二、混淆原因解读

汉代之前就有以胶入药的记载，但未见阿胶之名，《神农本草经》中虽出现阿胶的记载，但仍没有明确使用的原料，至汉末的《名医别录》中才有阿胶为牛皮所制的记载。然而唐末至宋代，阿胶原料出现了显著变化，即由牛皮转变为驴皮，从而牛皮与驴皮所熬的胶逐渐被区分开。此后，驴皮熬制得阿胶，牛皮熬制得黄明胶，并沿用至今。可见在阿胶历史的演变过程中，也出现过混用的情况。由驴皮熬制的阿胶从混乱中脱颖而出，直至今日，阿胶的药源即为驴皮。

现如今，阿胶作为药品、食品、保健食品，需求量空前增多，这为阿胶的生产提供了强大的驱动力。然而，随着农业机械化的普及，驴的传统役用功能没落，导致毛驴存栏量锐减，加之驴的繁殖速度比较慢，导致驴皮供不应求的态势逐渐显现。近十年来，阿胶价格增长明显，每千克从几百元涨至几千元。巨大的市场缺口和诱人的价格空间催生阿胶市场出现以次充好、以假乱真的混乱场面。

三、如何分辨混淆品

（一）基于蛋白组学的现代检测方法快速发展

基于质谱技术的蛋白组学发展，使人们对蛋白的认识更加微观，更加深入。氨基酸是构成蛋白质的最小单位，它们按照不同的顺序排列组合，形成功能不同的蛋白质，从而参与各种形式的生命活动。胶原蛋白是动物结缔组织中的重要组成部分，是哺乳动物体内含量最高且分布最广泛的蛋白质。驴、马、猪、牛这些物种虽都含有胶原蛋白，但是通过比较不同物种胶原蛋白的氨基酸序列就会发现，不同物种序列中的个别氨基酸是存在差异的。选用功能酶将这段差异序列（特征肽段）截取出来，就可以作为鉴别不同物种的指标成分。

（二）专业高效的检测方法一眼“看”清掺伪阿胶

阿胶的核心成分是胶原蛋白，不同的动物皮源可以提供“大同小异”的胶原蛋白，研究人员着眼于这些蛋白中微小的差异，找到驴、牛、猪、马及其他物种中的标签成分，通过质谱技术的分析，查看待测样品中究竟含有哪个物种的标签成分。正品阿胶中，应当有且只有驴源性成分，一旦检出其他动物的成分，则说明其有掺假投料生产的嫌疑。

采用质谱技术测定阿胶中的特征肽段是当前研究的热点。该方法利用微观特征成分，实现了对阿胶动物源种类的专属性鉴别。目前该方法已被《中国药典》采纳，收录在阿胶鉴别项中。

第三章 阿胶之用

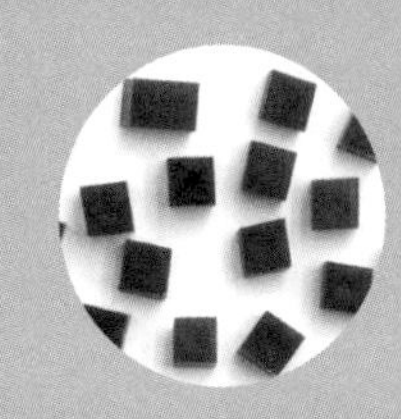

第一节 阿胶的药理作用

《神农本草经》中对阿胶的药理作用描述为“主心腹内崩，劳极洒洒如虐状，腰腹痛，四肢酸疼，女子下血，安胎，久服轻身益气”。《药性论》称阿胶“主坚筋骨，益气止痢”。《汤液本草》中记载“阿胶益肺气，肺虚极损，咳嗽唾脓血，非阿胶不补”。《本草纲目》中称阿胶为“圣药”，“疗吐血、血淋、尿血、肠学风，下痢。女人血病、血枯、经血不调、无子、崩下、带下、胎前产后诸病。男女一切风病，骨节疼痛，水气浮肿，虚劳咳嗽喘急，肺痿唾脓血，和血滋阴，除风润燥，化痰清肺，利小便，调大肠，圣药也”，认为阿胶能补血、滋阴、润燥、止血、安胎、强筋骨等。随着科学技术的发展及中医药研究的进一步深入，阿胶药理作用的研究已取得了一系列成果。现代药理研究表明，阿胶可促进造血功能，并有止血、滋阴补肾、提高免疫力、强筋健骨、调经安胎、抗肿瘤、抗衰老、耐寒冷、消肿利尿等作用。

一、补血作用

阿胶主要由蛋白质、氨基酸及多种微量元素组成。阿胶中的动物蛋白可促进铁的吸收和利用，达到升血作用。人体在摄入动物蛋白时，能有效吸收和利用食物中的强化铁，阿胶本身含有丰富的铁元素和较高的动物蛋白，是一种极易吸收的铁补充剂，长期服用阿胶可使机体内铁元素的摄入量增加，恢复铁在体内的生理功能，从而有效控制缺铁性贫血。

阿胶中含有的氨基酸能促进血红蛋白合成，明显提高红细胞的血红蛋白量，增加血红素铁的含量，并促进体内铁的吸收和利用，对缺铁性贫血和失血性贫血有明显的疗效。研究表明，甘氨酸可以通过调节血清铁离子，促进血红蛋白合成；精氨酸可以促使机体生长素和睾酮分泌，促进血红蛋白合成；苏氨酸、组氨酸、赖氨酸等氨基酸均具有生血作用，共同起到补血的效果。

阿胶含有 27 种微量元素，其中铁的含量为其他元素的 10 倍以上，锌的含量仅次于铁。阿胶的不同炮制品种，锌 / 铜值均较高，这对补益血液中的锌、调节锌 / 铜值、治疗虚证有益，食入后可增加血红素铁的摄入量，同时阿胶还能促进非血红素铁的吸收和利用，达到升血的作用。

二、止血作用

中医学认为，阿胶为黑褐色固体物，具有止血作用。现代研究表明，阿胶可以扩张血管，降低病变血管的通透性，增加末梢血中血小板数量，加快凝血，对骨髓巨核细胞生成产生刺激，增加血液中血小板数量，对因血小板减少而引起的出血有明显的止血作用。另外，阿胶含有胶原蛋白，具有黏滞性，被人体吸收后附着在毛细血管的表面，可缩短血液的凝固时间，从而起到止血作用。但阿胶的止血作用只用于吐血、衄血、咯血、便血、尿血等内出血，对于体外大出血的止血效果不明显。

三、滋阴补肾作用

阿胶具有滋阴补肾的作用，一方面与其所含有的蛋白质和氨基酸有关，另一方面与其锌元素含量较高密不可分。机体吸收阿胶中的赖氨酸、亮氨酸、精氨酸等，并使之参与机体各种酶的合成，以改善体内平衡，同时精氨酸还可促进机体生长素分泌，加快新陈代谢及生长发育。阿胶中锌元素的含量仅次于铁，服用后可增加人体锌的摄入量，改善体内锌元素的不足，提高机体免疫功能，更好地改善男子不育、女子不孕、发育迟缓等症状，起到滋阴补肾的作用，并且阿胶可促进对摄入食物中锌的吸收利用，从而达到滋阴补肾的目的。另有临床证明，阿胶可以提高精子质量，增强精子活力，治疗精子形态异常导致的不育症。此外，阿胶能填肾补精，对于肾气不足、肾精失于封藏的早泄有防治效果。

四、提高免疫力作用

阿胶可显著增强机体单核细胞、巨噬细胞的吞噬功能，提高脾脏自然杀伤细胞（NK 细胞）的活性，增强脾脏功能和机体免疫力。同时，阿胶能明显促进白细胞分泌细胞因子，促进淋巴细胞增殖，调整淋巴细胞亚型比例，促进造血干细胞增殖分化，产生免疫抗体，增加机体免疫调节作用，从而达到强身健体的目的。另外，阿胶还能升高白细胞数量，可作为白细胞减少症及放化疗的辅助治疗药物。

五、提高机体耐力作用

阿胶中含有的蛋白质、氨基酸和微量元素，是红细胞合成的重要原料。因此，阿胶可以促进红细胞合成，增加血氧含量，增强心肺功能，显著提高机体有氧和无氧耐力，增强机体对疼痛反应的抑制能力，促进运动性疲劳的消除。

六、强筋健骨作用

阿胶含有丰富的钙元素，可以增加血清钙的含量，改善人体内钙的平衡，调理低钙血症。阿胶中含有的胶原蛋白，能够促进钙的吸收和贮存，改善因缺钙导致的骨钙流失、骨质疏松以及骨折。阿胶对碱性磷酸酶（ALP）有明显的促进作用，ALP 是骨形成的特异性酶，不同浓度的阿胶含药血清能提高成骨细胞中 ALP 的含量，说明阿胶含药血清能促进成骨细胞的分化成熟，从而提高成骨细胞的骨形成功能，有助于加速骨折愈合。

七、抗肿瘤作用

在晚期肿瘤患者的治疗中，阿胶作为辅助治疗手段，能够促进患者的外周血细胞数量增加，通过调节细胞分化、生长、增殖和凋亡抑制肿瘤。同时，因其能增加造血能力和增强免疫力，所以对肿瘤疾病的治疗具有较好的辅助作用。研究表明，阿胶可显著降低白血病 K562 细胞 P53 基因的表达，提示阿胶可能具有抗癌和促进癌细胞向正常细胞转化的作用。

八、抗衰老作用

阿胶富含的胶原蛋白是构成肌肤的主要蛋白质，占肌肤细胞中蛋白质含量的 70% 以上，在皮肤的生长、修复和营养中发挥着关键作用，是保持皮肤弹性润泽、细腻光滑不可缺少的成分。足够的胶原蛋白可以使细胞变得丰满，从而使肌肤充盈润泽，起到防皱、去皱的作用。多种微量元素能激活酶，使之发挥生物学作用，加快新陈代谢。同时，阿胶还可明显抑制酪氨酸酶活性及人体黑色素合成速度，具有良好的美容养颜作用。

九、调经安胎作用

孕产妇在孕期胎儿发育时需要大量营养物质，而妊娠反应又会造成营养物质摄入不足，从而导致贫血或胎动不安，阿胶具有益气、温补的功效，能促进补充血红蛋白及微量元素等营养物质，从而起到调节孕产妇身体、改善胎儿状况的作用。尤其对于气血虚弱的孕产妇，服用阿胶后可明显改善气血状况，对预防流产、保护胎儿有良效。另外，阿胶可以养血、补气、调经，有利于建立正常的月经周期，提高经期内的抗病能力。

十、其他作用

除了上述药理作用外，阿胶还显示出其他活性。研究表明，阿胶对铅致大鼠海马 CA3 区神经元超微结构及功能的损害具有保护作用，提示可以改善学习记忆损伤；阿胶能缓解卵巢颗粒细胞的凋亡，促进卵泡向发育成熟方面发展，从而起到调控卵巢细胞凋亡的作用；阿胶通过铁元素促进超氧化物歧化酶（SOD）的产生，能改善缺铁性耳聋大鼠的听力；阿胶通过促进双歧杆菌的生长，有保持肠道内菌群平衡的作用；阿胶具有抑制哮喘 Th2 细胞优势反应的作用，从而调节 Th1/Th2 型细胞因子平衡，同时可减轻哮喘大鼠肺组织嗜酸性细胞炎症反应。

综上所述，阿胶的药理作用主要是由所含的蛋白质、氨基酸、微量元素等共同协调完成的。从阿胶中检测和分离出的成分主要包括氨基酸、蛋白质、多糖、挥发性物质、无机物等，但目前仅对阿胶的部分有效成分进行了研究，其他成分是否参与某些生物学作用尚不清楚，因此进一步研究活性成分及其药理作用机制，对于开发阿胶类保健食品和药品资源具有重要意义。随着科学的发展和中医药研究的进一步深入，阿胶的作用范围将会不断扩大，其作用机制也将更加明晰。

第二节
阿胶的制剂

一、阿胶制剂概况

阿胶是一味传统的补血中药，自 1963 版《中国药典》后均有收载，在临床有极高的应用价值。阿胶味甘，性平，归肺、肝、肾经，具有补血滋阴、润燥、止血的功效，用于血虚萎黄、贫血心悸、燥咳咯血、先兆流产、肌痿无力等，是中医临床常用补益药。阿胶的主要化学成分为蛋白质、氨基酸及多种微量元素等，其中以胶原蛋白含量最高。现代药理研究表明，阿胶具有补血止血、滋阴补肾、强筋健骨、调经安胎、增强免疫力、抗肿瘤、抗衰老等作用，主要是通过蛋白质、氨基酸和多种微量元素等共同协调完成的。

目前含有阿胶的制剂主要有颗粒剂、丸剂、煎膏剂、胶囊剂、合剂、片剂等，其中以合剂、煎膏剂、颗粒剂、丸剂最常见。阿胶主要是通过提升血红蛋白浓度、增加血清铁蛋白浓度，实现改善贫血作用的，其作用机制与诱导造血生长因子、促进造血干细胞分化、加速红细胞的生成速率有关。阿胶补血膏、山东阿胶膏、阿胶三宝膏等煎膏剂，阿胶益寿晶、驴胶补血颗粒等颗粒剂，阿胶补血口服液、复方阿胶浆等合剂常在临床上治疗各种贫血性疾病。

二、阿胶制剂与服用建议

（一）阿胶单味药口服制剂

阿胶单味药口服制剂有阿胶块、阿胶丁、阿胶粉、阿胶珠等，其药性没有本质区别，都有补血滋阴、润燥、止血的作用。阿胶既可药用治疗疾病，又可作为营养保健食品服用，因用途不同，服用方法也不尽相同。

1. 药用阿胶

阿胶作为药用，除遵医嘱外，按照不同的病症主要有以下几种服用方法。

（1）虚劳咳嗽：可将阿胶、蜂蜜、鸡蛋配合服用，阿胶适量炖化，冲服鸡蛋 1 个，蜂蜜 1 匙，空腹服用 1 次，效果良好。

（2）经多不调、流血过多：可用阿胶 500g，加水 100ml 炖化，加入冰糖，蒸 1 小时，冷后成冻，每日服用 1 匙。

（3）妇女崩漏（功能性子宫出血）：可将艾叶、当归、熟地黄、白芍、川芎用水煎化，倒去药渣，加阿胶炖化服用。

（4）血虚心烦（神经衰弱）：可用黄连、黄芩、白芍、川芎水煎后，弃去药渣，将阿胶炖化，加入鸡蛋黄 2 个，搅匀服用。

（5）妊娠下血：可用黄酒化服。

2. 食用阿胶

阿胶作为平常服用的营养食品，可以有以下几种服用方法。

（1）阿胶250g，加入黄酒300ml，浸泡1~2天，加入冰糖、水各250g，再加入黄酒300ml，置较大锅内，隔水加盖蒸约2~3小时，待其全部溶化后取出，每日1~2次，每次服用2匙。

（2）将500g红枣煮熟，剩少量水，加入500g阿胶，使其溶化，黏在枣上，食用红枣即可。

此外，贮藏保存方面，阿胶应当保存在密封、干燥、阴凉的环境中，用自封袋、密封罐储存均可，建议将其密封好存放于冰箱的冷藏柜中，防止阿胶吸潮变质。

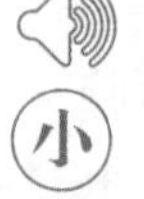

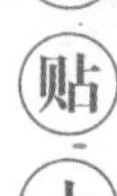

小贴士

3种常见的阿胶单味药口服制剂

（1）阿胶丁：阿胶块切割而成的丁状阿胶。密封保存。

（2）阿胶粉：阿胶块或阿胶丁粉碎而成。密封保存。

（3）阿胶珠：阿胶丁使用蛤粉或蒲黄粉烫制而成的阿胶炮制品。密封保存。

（二）阿胶复方口服制剂

阿胶复方口服制剂为阿胶与其他中药共同配伍所组成的成方制剂，方中所有组成药物共同发挥作用。根据患者的症状，医师的诊断辨证论治，综合选定使用何种制剂。这类制剂的剂型主要有颗粒剂、丸剂、煎膏剂、胶囊剂、合剂、片剂等，其中以合剂、煎膏剂、颗粒剂、丸剂最为常用。下面介绍16种常见的阿胶复方口服制剂。

❶ 阿胶三宝膏

【组成】阿胶、大枣、黄芪。

【制法】以上3味药，黄芪、大枣碎断，加水煎煮3次，第1次3小时，第2次2小时，第3次1小时，煎液滤过，滤液合并，浓缩至相对密度为1.21~1.25的清膏；另取蔗糖240g和饴糖90g加水适量，加热溶化，滤过；阿胶加水适量溶化，与上述清膏、糖水混匀，浓缩，制成1000g，即得。

【功效主治】补气血，健脾胃。用于气血两亏、脾胃虚弱所致的心悸、气短、崩漏、浮肿、食少。

【服用方法】开水冲服，一次10g，一日2次。

【保存方法】密封，置阴凉处。

❷ 养心定悸膏

【组成】地黄、麦冬、红参、大枣、阿胶、黑芝麻、桂枝、生姜、炙甘草。

【制法】以上9味药，除阿胶外，红参切片，用温水浸泡1小时后煎煮2次，每次2小时，煎液滤过，滤液合并；生姜绞汁；桂枝提取挥发油；其余甘草等5味药与上述红参、生姜和桂枝的药渣加水煎煮2次，每次2

小时，合并煎液，滤过，滤液加入红参的滤液，浓缩成稠膏；取黄酒30g，烊化阿胶。另取蔗糖120g，制成糖浆，加入上述稠膏、烊化阿胶及炼蜜20g，浓缩至适量，放冷，加入生姜汁及桂枝挥发油，搅匀，制成约300g，即得。

【功效主治】养血益气，复脉定悸。用于气虚血少，心悸气短，心律不齐，盗汗失眠，咽干舌燥，大便干结。

【服用方法】口服，一次15~20g，一日2次。

【使用注意】腹胀便溏、食少苔腻者忌服。

【保存方法】密封，置阴凉处。

❸ 阿胶补血口服液

【组成】阿胶、熟地黄、白术、党参、黄芪、枸杞子。

【制法】以上6味药，熟地黄加水煎煮3次，第1次2小时，第2、3次每次1.5小时，煎液滤过，滤液合并，静置，取上清液，备用；白术、枸杞子用60%乙醇作溶剂，党参、黄芪用25%乙醇作溶剂，浸渍，渗漉，收集浸出液，静置，滤过，滤液回收乙醇并浓缩至适量，备用；阿胶加水适量，加热溶化，滤过，滤液与上述浓缩液及熟地黄提取液混合，滤过，加苯甲酸钠3g或山梨酸2g及调味剂适量，加热至沸，加水至1000ml，混匀，即得。

【功效主治】补益气血，滋阴润肺。用于气血两虚所致的久病体弱、目昏、虚劳咳嗽。

【服用方法】口服，一次20ml，早、晚各1次，或遵医嘱。

【保存方法】密封，置阴凉处。

❹ 孕康合剂（孕康口服液）

【组成】山药、续断、黄芪、当归、狗脊、菟丝子、桑寄生、杜仲、补骨脂、党参、茯苓、白术、阿胶、地黄、山茱萸、枸杞子、乌梅、白芍、砂仁、益智、苎麻根、黄芩、艾叶。

【制法】以上23味药，除阿胶外，其余山药等22味药用温水浸泡4小时，滤过，滤液备用，药渣加水煎煮3次，第1次2小时，第2次1小时，第3次0.5小时，滤过，合并上述滤液，加入阿胶溶化后浓缩成每1ml含生药1g的清膏；清膏加乙醇使含醇量达70%，静置，滤过，滤液回收乙醇，加入蜂蜜83g、蔗糖88g、苯甲酸钠3.0g及水适量，混匀，加氢氧化钠试液调pH值至5~6，加水至1000ml，滤过，灌封，灭菌，即得。

【功效主治】健脾固肾，养血安胎。用于肾虚型和气血虚弱型先兆流产和习惯性流产。但难免流产、异位妊娠、葡萄胎等非本品适用范围。

【服用方法】口服，早、中、晚空腹口服，一次20ml，一日3次。

【使用注意】服药期间忌食辛辣刺激性食物，避免剧烈运动及重体力劳动。

【保存方法】遮光，密封，置阴凉处。

❺ 驴胶补血颗粒

【组成】阿胶、黄芪、党参、熟地黄、白术、当归。

【制法】以上6味药，取阿胶粉碎，当归、白术进行蒸馏，收集蒸馏液备用；残渣与黄芪、党参、熟地黄加水煎煮3次，第1次1.5小时，第2、3次各1小时，滤过，合并滤液并浓缩至相对密度为1. 15~1.20（60~70°C）的清膏，冷却后，加乙醇使含醇量为50%~55%，搅匀，冷却，静置，滤过，滤液回收乙醇，浓缩至相对密度约为1.25（75~80°C）的稠膏，加入甜菊素0. 4g、阿胶粉与糊精适量混匀，用上述蒸馏液制粒，或与甜菊素0. 4g、阿胶粉、蒸馏液及适量糊精一起制粒，干燥，制成颗粒400g（无蔗糖）；或加入阿胶粉与蔗糖粉适量混匀，用上述蒸馏液制粒，干燥，制成1000g，即得。

【功效主治】补血，益气，调经。用于久病气血两虚所致的体虚乏力、面黄肌瘦、头晕目眩、月经过少、闭经。

【服用方法】开水冲服，一次1袋，一日2次。

【保存方法】密封，置阴凉处。

❻ 乙肝养阴活血颗粒

【组成】地黄、北沙参、麦冬、酒女贞子、五味子、黄芪、当归、制何首乌、白芍、阿胶珠、泽兰、牡蛎、橘红、丹参、川楝子、黄精。

【制法】以上 16 味药，北沙参、白芍粉碎，过筛，取北沙参细粉 67g、白芍细粉 67g，混匀，备用；余下粗粉备用。阿胶珠粉碎成细粉。牡蛎粉碎，加水煎煮 0.5 小时后，与其余地黄等 12 味药及北沙参和白芍的粗粉（装袋）加水煎煮 2 次，第 1 次煎煮 1.5 小时，第 2 次 1 小时，合并煎液，离心，药液浓缩至相对密度为 1.18~1. 22（50℃），加入适量的蔗糖粉及北沙参、白芍和阿胶珠细粉，制成颗粒，干燥，制成 1000g；或加入适量的糊精、阿斯巴甜、北沙参、白芍及阿胶珠细粉，制成颗粒，干燥，制成 500g，即得。

【功效主治】滋补肝肾，活血化瘀。用于肝肾阴虚型慢性肝炎，症见面色晦暗、头晕耳鸣、五心烦热、腰腿酸软、齿鼻衄血、胁下痞块、赤缕红斑、舌质红少苔、脉沉弦、细涩。

【服用方法】开水冲服，一次 20g 或一次 10g（无蔗糖），一日 3 次。

【保存方法】密封，置阴凉处。

❼ 二十七味定坤丸

【组成】西洋参、白术、茯苓、熟地黄、当归、白芍、川芎、黄芪、阿胶、醋五味子、鹿茸、肉桂、艾叶、杜仲、续断、佛手、陈皮、姜厚朴、柴胡、醋香附、醋延胡索、牡丹皮、琥珀、醋龟甲、地黄、麦冬、黄芩。

【制法】以上27味药，粉碎成细粉，过筛，混匀。每100g粉末加炼蜜100~130g制成小蜜丸或大蜜丸，即得。

【功效主治】补气养血，舒郁调经。用于冲任虚损，气血两亏，身体瘦弱，月经不调，经期紊乱，行经腹痛，崩漏不止，腰酸腿软。

【服用方法】口服，小蜜丸一次40丸，大蜜丸一次1丸，一日2次。

【保存方法】密封保存。

8 阿胶补血颗粒

【组成】阿胶、熟地黄、党参、黄芪、枸杞子、白术。

【制法】以上6味药，除阿胶外，将熟地黄加水煎煮2次，每次2小时，合并煎液，滤过，静置，取上清液备用；白术、枸杞子用60%乙醇进行渗滤，党参、黄芪用25%乙醇进行渗滤，合并滤液，静置，滤过，加入阿胶及熟地黄上清液，混匀，浓缩至相对密度为1.04~1.06（75℃）的清膏，喷雾干燥，得细粉，加蔗糖适量，制成颗粒，分装，即得。

【功效主治】滋阴补血，补中益气，健脾润肺。用于久病体弱，血亏目昏，虚劳咳嗽。

【服用方法】开水冲服，一次1袋，一日2次。

【保存方法】密封保存。

❾ 复方阿胶浆

【组成】阿胶、红参、熟地黄、党参、山楂。

【功效主治】补气养血。用于气血两虚，头晕目眩，心悸失眠，食欲不振及白细胞减少症和贫血。

【服用方法】口服，一次 20ml，一日 3 次。

【保存方法】密封保存。

❿ 山东阿胶膏

【组成】阿胶、党参、白术、黄芪、枸杞子、白芍、甘草。

【制法】以上 7 味药，除阿胶外，其余 6 味药切碎，加水煎煮 2 次，合并煎液，滤过，滤液浓缩至适量，备用；取阿胶，加红糖 400g，加水适量，加热溶化，滤过，滤液与上述浓缩液混合，浓缩至适量，加入山梨酸钾 2g，混匀，制成 1000g，即得。

【功效主治】补益气血，润燥。用于气血两虚所致的虚劳咳嗽、吐血、妇女崩漏、胎动不安。

【服用方法】开水冲服，一次 20~25g，一日 3 次。

【保存方法】密封，置阴凉处。

⓫ 加味生化颗粒

【组成】当归、桃仁、益母草、赤芍、艾叶、川芎、炙甘草、炮姜、荆芥、阿胶。

【制法】以上 10 味药，除阿胶外，其余 9 味药加水煎煮 2 次，每次 2 小时，合并煎液，滤过，滤液减压浓缩至适量，静置24小时，取上清液，备用；取阿胶加适量水，加热溶化后加入上述备用液中，继续浓缩至相对密度约1.20的清膏，加入蔗糖和糊精适量，混匀，制成颗粒，干燥，制成1000g，即得。

【功效主治】活血化瘀，温经止痛。用于瘀血不尽、冲任不固所致的产后恶露不绝，症见恶露不止、色紫暗或有血块、小腹冷痛。

【服用方法】开水冲服，一次1袋，一日3次。

【保存方法】密封保存。

⑫定坤丹

【组成】红参、鹿茸、西红花、三七、白芍、熟地黄、当归、白术、枸杞子、黄芩、香附、茺蔚子、川芎、鹿角霜、阿胶、延胡索等。

【功效主治】滋补气血，调经舒郁。用于气血两虚、气滞血瘀所致的月经不调、行经腹痛、崩漏下血、赤白带下、血晕血脱、产后诸虚、骨蒸潮热。

【服用方法】口服，一次半丸至1丸，一日2次。

【保存方法】密封保存。

⑬女金丸

【组成】当归、白芍、川芎、熟地黄、党参、炒白术、茯苓、甘草、肉桂、益母草、牡丹皮、制没药、醋延胡索、藁本、白芷、黄芩、白薇、醋香附、砂仁、陈皮、煅赤石脂、鹿角霜、阿胶。

【制法】以上23味药，粉碎成细粉，过筛，混匀。每100g粉末用炼蜜35~50g加适量水制丸，干燥，制成水蜜丸；或加炼蜜120~150g制成小蜜丸或大蜜丸，即得。

【功效主治】益气养血，理气活血，止痛。用于气血两虚、气滞血瘀所致的月经不调，症见月经提前、月经错后、月经量多、神疲乏力、经水淋漓不净、行经腹痛。

【服用方法】口服，水蜜丸一次5g，小蜜丸一次9g（45丸），大蜜丸一次1丸，一日2次。

【保存方法】密封保存。

⑭调经丸

【组成】当归、酒白芍、川芎、熟地黄、醋艾炭、醋香附、陈皮、清半夏、茯苓、甘草、炒白术、制吴茱萸、盐小茴香、醋延胡索、醋没药、益母草、牡丹皮、续断、酒黄芩、麦冬、阿胶。

【制法】以上21味药，粉碎成细粉，过筛，混匀。每100g粉末加炼蜜30~50g及适量水制丸，干燥，制成水蜜丸；或加炼蜜100~120g制成大蜜丸，即得。

【功效主治】理气活血，养血调经。用于气滞血瘀所致月经不调、痛经，症见月经延期、经期腹痛、经血量少，或有血块，或见经前乳胀、烦躁不安、崩漏带下。

【服用方法】口服，水蜜丸一次6g，大蜜丸一次1丸，一日2次。

【保存方法】密封保存。

⑮ 益血生胶囊

【组成】阿胶、龟甲胶、鹿角胶、鹿血、牛髓、紫河车、鹿茸、茯苓、黄芪（蜜制）、白芍、当归、党参、熟地黄、白术（麸炒）、制何首乌、大枣、炒山楂、炒麦芽、炒鸡内金、知母（盐制）、大黄（酒制）、花生衣。

【制法】以上22味药，除牛髓外，阿胶、龟甲胶、鹿角胶、党参、何首乌、白芍、茯苓、鹿茸、麦芽、知母、鹿血粉碎成细粉，过筛，混匀，其余熟地黄等10味药，加水煎煮3次，第1次3小时，第2次2小时，第3次1小时，滤过，合并滤液，浓缩至流浸膏状，低温干燥，粉碎成细粉，过筛，加入上述阿胶等细粉、牛髓，混匀，装入胶囊，制成700粒，即得。

【功效主治】健脾生血，补肾填精。用于脾肾两亏所致的血虚诸症，各类贫血及血小板减少症，对慢性再生障碍性贫血也有一定疗效。

【服用方法】口服，一次4粒，一日3次，儿童酌减。

【保存方法】密封保存。

⑯ 再造生血片

【组成】菟丝子（酒制）、红参、鸡血藤、阿胶、当归、女贞子、黄芪、益母草、熟地黄、白芍、制何首乌、淫羊藿、黄精（酒制）、鹿茸（去毛）、党参、麦冬、仙鹤草、炒白术、补骨脂（盐制）、枸杞子、墨旱莲。

【制法】以上21味药，益母草、墨旱莲、仙鹤草、鸡血藤、菟丝子（酒制）、黄精（酒制）、熟地黄、女贞子、麦冬、黄芪、淫羊藿酌予碎断，加水煎煮3次，第1次3小时，第2次2小时，第3次1小时，滤过，合并滤液，浓缩至稠膏；取红参、鹿茸（去毛）、当归、制何首乌、党参、枸杞子、补骨脂（盐制）、阿胶、白芍、炒白术粉碎成细粉，过筛。将稠膏与红参等药粉混合，干燥，粉碎，过筛，制成颗粒，干燥，加入辅料适量，制成1000片，包糖衣或薄膜衣，即得。

【功效主治】补肝益肾，补气养血。用于肝肾不足、气血两虚所致的血虚虚劳，症见心悸气短、头晕目眩、倦怠乏力、腰膝酸软、面色苍白、唇甲色淡或伴出血；再生障碍性贫血、缺铁性贫血见上述证候者。

【服用方法】口服，一次5片，一日3次。

【保存方法】密封保存。

三、阿胶保健食品与服用建议

阿胶在补血保健品市场上占据了巨大的份额。其性味甘平，可补血、滋阴、润肺，能够改善人体免疫机制、调节内分泌，具备医疗与保健的双重功效。历史悠久、家喻户晓的阿胶，滋补着炎黄子孙的体魄，传承着华夏文明的历史。如今，阿胶保健食品的制作工艺飞速发展，已由过去的手工作坊发展到机械化作业，产品也日益更新换代，出现如小分子阿胶、阿胶水解肽等新颖的保健食品，方便食用和携带。

阿胶在保健方面的应用日益广泛，久病、产后和老年体虚者适量服用，具有滋阴补血的作用，可达到强身健体的目的；也可用于防治产后或老年体虚便秘、小儿肺虚久咳、癌症患者放化疗引起的白细胞减少症等，有利于疾病的痊愈和机体的康复。但是，阿胶并非百病皆宜的灵丹妙药。中医治病的原则是补偏救弊、辨证施治，阿胶的主要功用是滋阴补血，因而对于阴血不足或身体虚弱者，作为治疗和保健都是十分适宜的，而气虚、阳虚者就不宜选用阿胶了。对于阿胶保健食品，一定要看清其成分和适用范围，最好在医生指导下服用。另外，阿胶也是有禁忌证的，因其性质黏腻，故脾胃虚弱、呕吐、泄泻、消化不良者忌服。下面介绍 3 种常见的含阿胶保健品。

❶ 阿胶糕

【组成】黑芝麻、核桃仁、冰糖、黄酒等。

【功效】补血补气、固本培元、理气解郁、调经止痛。

【适宜人群】血虚萎黄、眩晕心悸、心烦不眠、咳嗽等。

【不适宜人群】儿童、高血压患者、严重脾胃虚弱者。

【保存方法】密封、避光保存。

❷ 阿胶粉

【组成】驴皮、冰糖、黄酒。

【功效】增强免疫力。

【适宜人群】免疫力低下者。

【不适宜人群】婴幼儿、孕妇、乳母。

【保存方法】密封、避光保存。

❸ 阿胶低聚肽口服液

【组成】水、阿胶低聚肽、矫味剂等。

【功效】美容养颜。

【适宜人群】爱美女士。

【不适宜人群】6 岁以下儿童。

第三节
阿胶的合理应用

阿胶是一味常用的中药，药用历史悠久。在《本草纲目》中，李时珍把阿胶称为“圣药”，具有补血滋阴、止血润燥、安胎等作用，用于血虚萎黄、眩晕心悸、肌痿无力、心烦不眠、虚风内动、肺燥咳嗽、劳嗽咯血、吐血尿血、便血崩漏、妊娠胎漏等症，为血病要药、妇科病良药和滋补剂，临床应用广泛。阿胶不仅可以作为治病的药物，还可以做成多种药膳，达到强身健体、延缓衰老、延年益寿的作用。

一、单味阿胶用法用量

（一）阿胶用法与比较

1. 阿胶

《中国药典》是我国药品的最高法典，在保证药品质量、保障用药安全有效和维护人民健康方面具有十分重要的作用。2020 年版《中国药典》一部中记载阿胶的用法为烊化兑服。对某些胶质或黏性较大的药品隔物加热溶化，称为烊化，然后与其余药混合服用，称为兑服。阿胶为什么要烊化兑服？因为阿胶与中药一起煎煮时，易粘锅焦煳造成浪费，并容易黏附于其他药物表面妨碍药效成分的溶出。阿胶质地坚硬，大块阿胶烊化耗时长，因此一般将阿胶捣成碎块后，用黄酒炖烊，或加水蒸化，待其他药物煎好并除去药渣后，再兑入煎剂同服。

阿胶味甘质黏，既可补虚，又能止血，用于各种原因所致的出血。现代教科书称“阿胶补血，治疗血虚证”，但在古代诸多补血方剂中并不常用阿胶组方，其原因是阿胶能较快地促进营血生成，适用于因失血导致的血虚，类似于西医学的失血性贫血。因此，古人对于妇人崩漏、月经过多、衄血、外伤出血或长期慢性出血、肺结核咯血等因出血所致之血虚证多用之；而对于因心肝功能失调之心悸、失眠、健忘、视力减弱等血虚证，非出血性病证所致之血虚，古人较少在补血方剂中使用阿胶。

另外，阿胶还具有滋肾阴、润肺燥之功，用于虚烦失眠、阴虚风动、肺燥咳喘之证。阿胶用于补阴润肺，治疗肺燥时，常配伍养阴润肺药。

2. 阿胶珠

阿胶珠是阿胶炮制品，现代常用的炮制方法有蛤粉炒和蒲黄炒。

阿胶炒成阿胶珠后，既可降低其滋腻之性，又便于粉碎，可入汤剂煎煮；同时还可降低碍胃的不良反应，矫正其不良气味。

蛤粉有养阴润肺、降火化痰的功效，经蛤粉炒后，阿胶珠除有补血、止血、滋阴、润燥的作用外，还可增强清热润肺化痰的功效，临床多用于虚劳咳嗽、痰中带血。阿胶珠经蒲黄炒后，可借蒲黄活血化瘀、止血而不留瘀的作用增强阿胶滋阴补血止血之功，有利于阿胶补血功能的发挥，临床多用于虚劳咯血、吐血。

3. 阿胶配方颗粒

随着时代的发展、科学技术的不断进步，传统中药饮片也在发生变化，从而有了新型中药饮片的产生，中药配方颗粒就是其中之一。

阿胶配方颗粒是阿胶经加工制成的颗粒剂，功效同阿胶，剂型改变后携带和服用更加方便。服用时，只需加入开水，搅拌溶化即可，省去了繁琐的烊化过程。调配处方时，应注意每克配方颗粒相当于阿胶饮片的量。

（二）用法与用量

2020年版《中国药典》规定，阿胶的用法与用量为3~9g，烊化兑服。但在实际应用中，阿胶的用法、用量有保健和治疗之分。

作为日常保健使用时，可将阿胶用粉碎机打碎成粉，取一调羹（约3~4g），放入杯中，依个人口味加热水（加少许糖）或热牛奶、豆浆（80℃以上）搅拌，使阿胶粉充分溶化后服用，口感香甜绵软，回味悠久；也可将阿胶加入黑芝麻、核桃仁制成阿胶羹后，每天早、晚各服1匙，温开水冲服；亦可用微波炉将阿胶丁膨化后，得到香酥可口的阿胶酥，直接含化服用，醇香持久。

作为治疗应用时，阿胶功效偏于止血养血，用量为9~30g；阿胶用蛤粉炒成珠后，可增强养阴作用，用量为6~20g。选择阿胶最佳用量与配伍，应根据疾病、证型、症状而定，严格按照医生处方中的剂量与要求服用，切勿自作主张。

二、阿胶配伍应用

（一）阿胶配人参

此为补气虚药对。阿胶补调肝肾，人参益气回阳，合用可补血滋阴、益肺止咳、止血，适用于肺气阴不足之咳嗽、咳血。

（二）阿胶配熟地黄

阿胶滋阴养血，熟地黄益精填髓，两药相伍可益气养血、补肾固精，用于治疗恶性血液病恢复期的肾精不固、气血亏虚证。

（三）阿胶配生地黄

阿胶甘平，可养血止血；生地黄甘苦而寒，可养阴止血、清热生津。二者合用共奏补血止血、濡养血脉之功，用于便血、胎漏下血及血脉空虚等证。

（四）阿胶配蒲黄

阿胶养血止血，蒲黄活血化瘀、收敛止血，二者配伍可治咳血、鼻出血。

（五）阿胶配艾叶炭

阿胶甘平，可滋阴养血、止血；艾叶炭温经止血。两药配伍，具有温经止血之效，用于下元虚寒、月经过多、崩漏、胎漏下血，以及孕妇受寒、腹中疼痛、胎动不安等。但注意血热者不宜用。

（六）阿胶配黄连

阿胶补血止血、滋阴润燥；黄连清热燥湿、泻火解毒。黄连苦寒，以泻为主；阿胶甘平，以补为要。二药相合为用，一清泻一补益，共奏养阴清热、安眠之效。

（七）阿胶配仙鹤草

阿胶甘平，可滋阴、补血、止血，为血肉有情之品；仙鹤草苦涩平，可收敛止血。两药配伍，共奏补血养阴、收敛止血之功，主治阴血不足、心悸怔忡、脱力老伤及多种出血证。

（八）阿胶配紫菀

阿胶甘平，可补血滋阴、润肺止血；紫菀蜜炙，润肺止咳效强，能治肺虚咳血。两药配伍，可止咳止血，用于肺痨咳嗽、痰中带血或肺痿、肺痈等。

（九）阿胶配白芍

张锡纯将白芍与阿胶两药相合，治阴虚不能化阳，以致二便闭塞、水肿甚剧者。他认为“白芍善利小便，阿胶能滑大便，二药并用，又能滋补真阴，使阴分充足，以化其下焦偏胜之阳，则二便自能通利也”。

（十）阿胶配荆芥炭

阿胶可养血止血；荆芥芳香气清，温而不燥，可疏散风邪，炒炭后止血作用大增。二药配伍，养血止血中寓疏散，则血中风邪外出，风不激荡，妄行之血可止，主治风邪入血、扰动血络之各种出血证，对痔血、肠风下血尤宜。

（十一）阿胶配白术

阿胶补血止血、滋阴固肾，炒白术益气健脾，两药配伍可益肾健脾、养血调冲，用于崩漏（气虚血瘀、冲任不固证）、不孕症伴多囊卵巢综合征（肝郁肾虚证）。

（十二）阿胶配猪苓

阿胶滋阴润燥，猪苓利水渗湿，两药合用可养阴利尿，用于少阴病下痢烦渴。

（十三）阿胶配黄芪、大枣

三药合用，可补气益血，主治血虚证，用于因分娩失血过多或月经量过多引起的气短、乏力、头晕、心慌等。

（十四）阿胶配鹿角胶

阿胶甘平，可补血滋阴、润肺止血；鹿角胶甘平，善补下元、通督脉、补血止血。两药合用，可益精补血，用于面色无华、虚损劳咳、吐血、崩漏之精血不足证，现代多用于治疗各种贫血。

（十五）阿胶配大黄

阿胶养血止血，大黄泻血分瘀热止血。两药配伍，养血与祛瘀并用，凉血与止血兼施，扶正祛邪，相得益彰，对血虚有瘀的各种血证均有效，如血淋、吐血、衄血、咯血、崩漏、便血、月经量过多等，崩漏尤宜。

三、阿胶方剂举隅

❶ 补肺阿胶汤（《小儿药证直诀》）

【组成】 阿胶（麸炒）一两五钱，牛蒡子（炒香）、甘草（炙）各二钱五分，马兜铃（焙）五钱，杏仁（去皮尖，炒）七个，糯米（炒）一两。

【功效主治】 养阴补肺，镇咳止血。用于小儿肺阴虚兼有热证，症见咳嗽气喘、咽喉干燥、喉中有声或痰中带血、脉浮细数、舌红少苔。

【用法】 上为末，每服一、二钱，水一盏，煎至六分，食后温服。

❷ 清燥救肺汤（《医门法律》）

【组成】 桑叶（去枝梗）三钱、石膏（煅）二钱五分、甘草一钱、人参七分、胡麻仁（炒，研）一钱、真阿胶八分、麦门冬（去心）一钱二分、杏仁（泡去皮尖，炒黄）七分、枇杷叶（刷去毛，蜜涂炙黄）一钱。

【功效主治】 清燥润肺，养阴益气。主治清燥伤肺证，症见头痛身热、干咳无痰、气逆而喘、咽喉干燥、口渴鼻燥、胸膈满闷、舌干少苔、脉虚大而数。

【用法】 上以水一碗，煎六分，频频二三次滚热服。

❸ 炙甘草汤（《伤寒论》）

【组成】甘草（炙）四两、生姜（切）三两、人参二两、生地黄一斤、桂枝（去皮）三两、阿胶二两、麦冬（去心）半升、麻仁半升、大枣（擘）三十枚。

【功效主治】滋阴养血，益气复脉。主治阴血不足、阳气虚弱证之脉结代、心动悸、虚羸少气、舌光少苔或质干而瘦小。

【用法】以清酒七升，水八升，先煮八味，取三升，去滓，内胶烊消尽，温服一升，日三服。

❹ 温经汤（《金匮要略》）

【组成】吴茱萸三两，当归、白芍、川芎、人参、桂枝、阿胶、牡丹皮（去心）、生姜、甘草各二两，半夏半升，麦冬（去心）一升。

【功效主治】温经散寒，养血祛瘀。主治冲任虚寒、瘀血阻滞，症见漏下不止，月经不调，或前或后，或逾期不止，或一月两行，或经停不至，而见傍晚发热、手心烦热、唇口干燥、少腹里急、腹满，或小腹冷痛，亦治妇人久不受孕。

【用法】上以水一斗，煮取三升，分温三服。

❺ 黄土汤（《金匮要略》）

【组成】甘草、干地黄、白术、附子（炮）、阿胶、黄芩各三两，灶心黄土半斤。

【功效主治】温阳健脾，养血止血。主治阳虚出血，症见大便下血，或吐血、衄血，或妇人崩漏，血色暗淡，四肢不温，面色萎黄，舌淡苔白，脉沉细无力。

【用法】上七味，以水八升，煮取三升，分温二服。

❻ 阿胶散（《普济方》）

【组成】阿胶（炒燥）、蒲黄、黄芪（细锉）各一份。

【功效主治】舌上血出不止。

【用法】上为细散。每服1钱匕，生地黄汁调下，并二服。

❼ 黄连阿胶汤（《伤寒论》）

【组成】黄连四两，黄芩二两，芍药二两，阿胶三两，鸡子黄二枚。

【功效主治】清热滋阴。主治少阴病，得之二三日，心中烦，不得卧。

【用法】上五味，以水六升，先煮三物，煮取二升，去滓，纳胶烊尽，小冷，纳鸡子黄，则不至凝结而相和。搅令相得，温服七合，日三服。

❽ 猪苓汤（《伤寒论》）

【组成】猪苓（去皮）、茯苓、泽泻、阿胶、滑石（碎）各一两。

【功效主治】利水、养阴、清热。治水热互结、邪热伤阴所致的发热，渴欲引水，或下利，咳而呕渴，心烦不得眠者。

【用法】以水四升，先煮四味，取二升，去滓，纳阿胶烊消，温服七合，日三服。

❾ 芎归胶艾汤（《金匮要略》）

【组成】川芎、阿胶、甘草各二两，艾叶、当归各三两，干地黄六两，芍药四两（一方加干姜一两）。

【功效主治】补血调经，安胎止崩。主治崩漏不止，月经过多，或妊娠下血，腹中痛，胎动不安，或产后下血，淋漓不断。

【用法】水五升，清酒三升，煮取三升去渣，纳胶合消尽，温服一升，日三服。

❿ 寿胎丸（《医学衷中参西录》）

【组成】菟丝子（炒炖）四两，桑寄生二两，川续断二两，真阿胶二两。

【功效主治】补肾安胎。主治肾虚滑胎、妊娠下血、胎动不安、胎萎不长。

【用法】上药将前三味轧细，水化阿胶和为丸一分重（干足一分）。每服二十丸，开水送下，日再服。

⓫ 大定风珠（《温病条辨》）

【组成】生白芍、干地黄各六钱，麦冬（连心）六钱，麻仁、五味子各二钱，生龟甲、生牡蛎、甘草（炙）、鳖甲（生）各四钱，阿胶三钱，鸡子黄（生）二枚。

【功效主治】滋阴息风。主治热邪久羁，吸烁真阴，或因误表，或因妄攻，神倦瘛疭，脉气虚弱，舌绛苔少，时时欲脱者。

【用法】水八杯，煮取三杯，去滓，入阿胶烊化，再入鸡子黄，搅令相得，分三次服。

四、阿胶与其他药物的互相作用

（一）协同作用

1. 阿胶与蒲黄

出血日久或出血过多，如外伤失血过多、月经过多，或其他慢性失血皆可造成血虚证。由于出血过多，日久则导致瘀血内阻、脉络不通，一方面造成再出血，另一方面也影响新血的生产，继而加重血虚。因此，治疗出血证，除用止血药外，又常配伍补血之品，以补血之不足。蒲黄长于止血，对出血证无论属寒、属热、有无瘀滞均可应用。阿胶为血肉有情之品，甘平质润，为补血要药，多用治血虚诸证，尤以治疗出血兼血虚为佳。临床上常用阿胶和蒲黄协同治疗上部出血，如鼻出血等。

2. 阿胶与红糖

阿胶的功效主要是补血。红糖的主要成分是葡萄糖、微量元素以及电解质铁、锌等，具有补中缓肝、和血化瘀、调经的作用，用于月经不调、经期延长、心腹热胀、体质虚寒的患者。红糖配合阿胶，二者具有协同的作用，对于纠正因月经量多导致的贫血，以及生产导致的出血，有明显的效果。

（二）拮抗作用

阿胶不能与萝卜一起食用，因为萝卜顺气助消化，阿胶补气，两者同吃功效会抵消。另外，食用阿胶前后 1 小时不要喝浓茶，因为茶中含有茶多酚等物质，一同服用会妨碍营养物质的吸收。

五、临床医师用药经验

（一）贫血

阿胶为补血药之上品，多用于血虚诸证，尤以治疗出血所致的血虚为佳。治疗贫血的阿胶制剂繁多，如复方阿胶浆、阿胶黄芪口服液、阿胶当归颗粒、阿胶补血颗粒、当归养血丸等。复方阿胶浆能更快、更显著地纠正气血两虚证产妇的贫血状态，从而提高产妇的生活质量。

专家介绍，有两类人可以服用阿胶补血，一是化验结果有贫血指征的人，二是化验结果正常但有贫血症状之人，如出现头晕眼花、心慌气短、腿软乏力、眼睑苍白、面色萎黄、女子月经过多等症状者。这两类人服用阿胶的方法也有所区别，前者应在医生的指导下服用阿胶，并且需要配伍其他补气、补血的药材；后者单独服用阿胶就能取得明显效果。

（二）止血

阿胶具有良好的止血作用，经相应配伍后，可用于治疗多种出血证，如吐血、便血、血尿、月经过多、崩漏及产后下血。

（三）安胎

寿胎丸作为补肾安胎的经典方剂，临床上主要用于妇科疾病的治疗，尤其是针对流产的治疗，疗效显著。

（四）失眠

黄连阿胶胶囊由经典名方黄连阿胶汤化裁，处方由黄连、阿胶、黄芩、白芍、熟地黄等组成，具有清热除烦、滋阴生血、润燥止血之功，可以改善焦虑症引起的慢性失眠（阴虚火旺证）患者的五心烦热症状。以黄连阿胶汤为基础进行加减，治疗产后失眠效果良好。

（五）肿瘤

复方阿胶浆可治疗或延缓肿瘤相关性贫血，降低化疗不良反应，显著改善肿瘤相关性贫血患者的临床症状和生活质量。

（六）围绝经期综合征

在辨证得当的情况下，复方阿胶浆、黄连阿胶胶囊和坤泰胶囊能有效治疗围绝经期女性出现的潮热、盗汗、烦躁、失眠等症状。阿胶膏方对围绝经期女性尤为适宜。

（七）美容养颜

阿胶通过补血发挥滋润皮肤的作用，有利于皮肤的保健。阿胶可使面色红润、肌肤细嫩、有光泽、弹性好，而且有一定的祛斑效果，用于护肤养颜，深受广大女性的青睐。

（八）男科疾病

阿胶还可用于治疗男科疾病，如男性不育症、勃起功能障碍和血精等症。

六、阿胶食疗

（一）四季药膳

1. 春季养肝

鸭肝阿胶粥

鸭肝 60g，阿胶 10g，粟米 100g，葱花、姜末、精盐、味精适量。粟米淘洗干净，放入砂锅，加适量水，大火煮沸后改用小火煨煮 30 分钟，阿胶打粉或烊化加入粟米粥中，再加鸭肝泥糊，搅拌均匀，加葱花、姜末，继续用小火煨煮至粟米酥烂，加精盐、味精，搅匀即可。本品具有养肝补血定眩的功效，适用于肝血不足引起的经前眩晕。

阿胶山药粥

阿胶 10g，山药 50g，大米粉 30g。阿胶捣碎，山药去皮、切丁，同大米粉放锅中加水 500ml 煮熟，依个人口味加白糖或精盐调味，可常年服用。阿胶、山药与大米煮粥，有补脾肺、滋阴润肺的作用，适用于脾肺虚弱者食用。

阿胶牛肉汤

阿胶 15g，牛肉 100g，米酒 200ml，生姜 10g。将牛肉去筋、切片，与生姜、米酒一起放入砂锅，加水适量，用文火煮 30 分钟，加入阿胶及调料，待阿胶溶化即可。本品具有滋阴养血、温中健脾的功效，适用于脾虚、气血不足者。

2. 夏养心脾

莲子阿胶粥

莲子30g，阿胶10g，糯米100g。莲子放入碗中，用沸水浸泡片刻，去莲心后备用。将阿胶打成细粉，放入莲子碗中，搅拌均匀，隔水蒸熟，待用。将糯米淘洗干净，入锅加水煮沸，调入蒸熟的莲子、阿胶拌匀，按常法制成糯米粥即可。本品具有益气健脾、宁心安神的功效。

阿胶绿豆汤

阿胶15g，绿豆50g。将阿胶打粉，备用。绿豆加水适量煮沸，加入阿胶粉调匀，熬成清汤服用。夏日服用本品，可滋阴润燥、清凉解暑。

瘦肉阿胶汤

瘦猪肉250g，阿胶15g，葱花、姜丝、精盐、味精、酱油适量。将阿胶打粉备用，瘦猪肉洗净、切块，放入锅中，加精盐、味精、酱油、葱花、姜丝和水适量，煮沸后改为小火炖至肉烂入味，加入阿胶烊化，出锅即成。本品具有滋阴润燥、补中益气的功效，经常服用可缓解夏日冰镇饮料对脾胃的伤害。

3. 秋季润燥

润肺阿胶汤

阿胶 6g，梨 1 个。将阿胶、梨切块，加冰糖、银耳，煎煮 20 分钟，可长期服用。本品具有养阴润肺、宁喘止嗽的功效，适用于痰多、干咳者，抽烟者坚持服用可神清气爽。

阿胶麦冬粥

阿胶 10g，麦冬 15g，糯米 100g，红糖适量。先将阿胶捣碎，麦冬切碎以冷开水捣绞取汁，再将糯米加适量水煮粥，待粥煮熟时，放入捣碎的阿胶和麦冬汁，边煮边搅匀，至粥稠胶化即可。本品具有滋阴补虚、养血润燥的功效，适用于阴虚体质者，症见面色苍白、口燥心烦等。

阿胶蒸鲍鱼

鲍鱼 150g，阿胶 10g，鸡肉 50g，菜心 50g，香菇 30g，料酒、葱、姜、精盐、味精、上汤。将阿胶粉碎成小颗粒，鲍鱼切薄片，菜心入沸水锅内煮熟，姜切片，葱切花，香菇洗净、切薄片，鸡肉切薄片。将鲍鱼放入蒸锅中，加入阿胶、精盐、味精、料酒、葱花、姜片、五香粉、香菇片，掺入上汤，蒸 25 分钟即成。食用时放入菜心即可。本品具有补血止血、滋阴润肺的功效。

4. 冬季补肾

胶艾炖羊肉

鲜嫩羊肉250g，阿胶、艾叶各12g，生姜4片。羊肉洗净、切块，艾叶、生姜洗净，阿胶打碎。把全部用料放入炖盅，加开水适量，炖盅加盖，隔水用文火炖约3小时，调味食用。本品具有养血补肝、温阳补肾的功效。

阿胶海参粥

阿胶10g，红糖20g，海参（干品）50g，粟米100g。阿胶加水烊化后待用。海参泡发，洗净后切成黄豆大小的小丁，备用。粟米洗净后放入另一砂锅，加适量水，大火煮开，改用小火煨煮至粟米酥烂时，调入阿胶拌匀，加海参小丁及红糖，继续煨煮10分钟，再加葱花、精盐、味精调味，可加入少量黄酒，再继续煨煮至沸，即可食用。本品具有养阴益肾、填精补血的功效。

阿胶翅骨煲老鸡

阿胶15g，鱼翅骨35g，老鸡半只，猪手100g，姜2片，黄酒3g，鸡汤、鸡粉、精盐适量。将老鸡、猪手切块，分别焯水后洗净，放入汤煲内。鱼翅骨用油略炸、焯水后放入锅内，阿胶洗净，与鸡汤、姜片、黄酒、鸡粉和高汤一起放入锅内，用小火煲2.5小时，取出后加适量精盐调味即成。本品具有健胃益肾、补血养精、强筋健骨的功效，经常服用有利于脾肾两虚、五脏亏损、气血不足者身体恢复，适用于营养不良、气血不足的亚健康者，尤其适用于精疲乏力、面色萎黄、虚劳羸弱、腰膝酸软者。

阿胶核桃肉炖鹌鹑

阿胶20g，核桃肉50g，鹌鹑150g，生姜2g，黄酒4g，精盐、高汤适量。鹌鹑切块、洗净，与阿胶、核桃肉、姜片、黄酒、高汤一起放入锅内，封口后炖1.5小时，加适量精盐调味即成。本品具有益肾健脾、补气养血、润燥止血的功效。经常服用有利于体虚康复，可消除疲劳、振奋精神，适用于中老年人或病后体虚者，虚羸少气、腰腿酸软、面色萎黄、心悸眩晕、便艰便血者尤为适宜。苔腻、便溏者不宜服用。

（二）妇产科疾病药膳

阿胶茯苓糯米粥

阿胶30g，茯苓50g，糯米100g。糯米加水1000ml，熬至粥将成时，将阿胶和茯苓研成末，与红糖一起放入，搅匀熬至糖溶。每日分1~2次空腹服。本品具有补血养血、调经的功效，适用于月经前期，或月经后期，或月经先后不定期，量少色淡，便溏，舌质淡红，苔薄白者。

阿胶红糖姜茶

阿胶250g，红糖250g，姜粉20g。先将阿胶粉碎，然后加入红糖和姜粉，用100℃开水冲开。每日1杯，口感微甜，胶香醇厚，辣味适中。本品对有宫寒痛经的女性有良好的止痛作用。

阿胶大枣羹

阿胶250g，大枣1000g，核桃、冰糖各500g。核桃去皮、留仁、捣烂，备用。大枣洗净，加适量水放入锅内煮烂，滤去皮核，置入一锅中，再加冰糖、核桃仁用文火同炖，将阿胶放入碗中蒸化后倒入炖大枣、核桃仁的锅内，共同熬煮成羹即可。女性产后每日早晨服2~3汤匙，可催乳，对冬季生产的产妇效果尤佳。

白术茯苓阿胶羹

白术、茯苓各10g，阿胶15g，冰糖20g。茯苓洗净、晒干或烘干、研成极细末，备用。将阿胶敲碎，研成极细粉粒状，待用。白术洗净、晒干或烘干、切碎，放入砂锅，加水煎煮30分钟后过滤去渣，取滤汁回入砂锅，加入阿胶细粉粒，用小火煮沸，待阿胶完全烊化，调入茯苓细末及冰糖，用小火边煨边调，拌成羹即成。本品具有健脾益气、止血安胎的功效，适用于气血两虚引起的习惯性流产者。

阿胶三七粥

阿胶20g，三七粉3g，肉桂2g，小茴香6g，粳米100g。将阿胶敲碎，研成细粉粒状，备用。将三七粉拣去杂质，一分为二，装入洁净的绵纸袋中，待用。将肉桂、小茴香分别拣去杂质、洗净、晾干，肉桂敲碎，与小茴香同入砂锅，加适量水，浓煎30分钟，滤过，取汁备用。将粳米淘洗干净后放入砂锅，加适量水，大火煮沸，改用小火煨煮成稠粥，粥将成时，调入阿胶粉粒及肉桂、小茴香浓煎汁搅匀，继续煨煮至阿胶完全烊化即成。早、晚分服，每次取1小包三七粉撒入粥中拌匀后服用。本品具有温经散寒、养血消癥的功效，适用于寒凝血瘀型子宫肌瘤患者。

阿胶龟甲淡菜汤

鸡子黄（生用）1枚，阿胶6g，龟甲18g，淡菜9g。用清水500ml煮龟甲和淡菜至200ml，去渣后加入阿胶，炖化后拌鸡蛋黄入汤中，熟后即可顿服。本品具有滋补肝肾的功效，适用于妇女更年期综合征之肾阴亏损、肝阳上亢证，症见头晕耳鸣、心悸潮热、心烦口干、多梦少寐、手足心热、舌质红、脉细数。

（三）家庭药膳

自制阿胶糕

阿胶250g，核桃仁250g，黑芝麻250g，黄酒250ml。用打粉机将阿胶、冰糖粉碎，备用。黑芝麻、核桃仁炒香，备用。将阿胶粉、冰糖粉倒入不锈钢锅内，加入黄酒，用文火加热，边加热边搅拌，熬至胶液由原来的几条线变成一条线。再加入炒香的黑芝麻、核桃仁，加速搅拌使之均匀后停止加热。把熬好的阿胶糕倒在事先已涂上香油的不锈钢盘上，木铲压平，冷却、切块，放入冰箱（4℃）存放。每天早、晚各一块（约15g），睡眠不佳者可在晚上泡脚后食用；儿童可在晚上临睡前食用，每次半块。每日服用本品，可增强抗寒、抗感冒能力。

阿胶八宝粥

糯米或黄米250g，花生50g，莲子30g，薏米30g，红小豆50g，桂圆10g，冰糖50g，阿胶15g。将以上食材洗净，加水炖煮1.5小时。常年服用本品，可滋阴补血、强身健体、延年益寿。

阿胶鱼

生鱼1条，阿胶10~20g。常法炖熟即可。本品具有滋阴补血、益智健脑的功效，适用于学生及脑力劳动者日常食用，可改善大脑营养，提高学习和工作效率。

阿胶鸡蛋汤

阿胶 10g，鸡蛋 1 个，食盐适量。阿胶用水 1 碗烊化，鸡蛋调匀后加入阿胶水中煮成蛋花即成。每日 1~2 次，食盐调味服用。本品具有补血、滋阴、安胎的功效，适用于阴血不足所致的胎动不安、烦躁者等。

阿胶排骨

阿胶 20~30g，排骨适量。阿胶切块，与排骨常法炖熟即可。本品具有滋阴补血、增强体质、提高抗病力的功效，适用于年老体弱、产后血虚者。

阿胶鸡

阿胶 30~50g，鸡 1 只。取阿胶砸碎，与鸡一同煲汤。本品具有滋阴补血的功效，适用于体虚、产后、贫血者，对患者康复保健有很好的作用。

（四）阿胶膏方

我国民间素有冬令进补的习惯，俗话说："冬季膏方巧进补，来年开春能打虎。"所谓膏方，在中医里被称为膏滋。膏滋的字义是沃泽、滋润，包含补养的意思，故人皆以补药称之。事实上，人体在冬季阳气收藏之际，服用膏方防治疾病、固本清源，不失为治疗慢性疾病行之有效的一种调养之道。通常冬天是进补的最佳时令，冬令膏方中选用的补品较多，但阿胶是膏方用膏之首选，不仅能起到收膏成型、矫味的作用，而且具有滋阴补血、养阴填精之效。阿胶中含有丰富的胶原蛋白及钙、钾等多种微量元素。阿胶所含的蛋白质水解后产生的多种氨基酸，既是营养人体的重要物质，又有抗衰老、延年益寿的功效。

1. 阿胶膏方的制作

通常医生会根据服用者的体质及病症的具体情况开处方，以阿胶为主，配用相应的补气、温阳、健脾、养肝、补心及祛邪等药物。制作膏方时，需提前一天做好熬膏准备工作，将阿胶砸碎后放盛器中，加黄酒浸软后，隔水炖烊。一般500g阿胶加黄酒750ml，浸泡24小时。另取冰糖500g（糖尿病患者使用其他调味剂），用水化开，滤去渣后倒入浸软的阿胶中，隔水炖2小时。所用的中药按常规煎药方法煎取汁，连煎2次，将煎取的药汁一并倒入锅中，用小火浓缩，再将烊化的阿胶兑入，熬成膏即可。炖制时，为了增强阿胶的补益作用和改善口味，可将枸杞子、炒香的黑芝麻、核桃仁等一并放入，熬膏服用。有粉料的，如人参粉等，可在收膏时搅入。炖好的阿胶冷却后，要存放在洁净干燥的器皿内，密封，置冰箱中保存。按此方法制作一次，可保证较长时间服用，并且服用方便，因此备受推崇。

2. 膏方的服法

膏方一般在冬至前1周至立春前服用。用少量温开水冲化，每日1次（早晨空腹服用），1周后改为每日服用2次（每日早晨与晚上睡前1小时空腹服用）。成人每次服用1汤匙。膏方启用后要及时存放冰箱，若发现霉变，则不宜服用。

服用膏方期间，应忌食生冷、油腻、辛辣等影响脾胃功能、不易消化或有较强刺激性的食物，同时不宜饮浓茶。服用含有人参的膏方时，忌食萝卜。服用含何首乌的膏方时，忌食猪血、羊血及铁剂。

3. 膏方适宜人群

膏方一般适宜于慢性病患者，以及亚健康人群，或想要提高机体免疫功能、延年益寿等人群。膏方对于青少年，可以助长发育、提高智力水平；对于中青年人，可以增强体质、美容养颜；对于老年人，可以延缓衰老、永葆健康；对于身体虚弱多病者，可以增强抗病能力、提高免疫功能、有效控制病情、缓解症状、帮助康复；对于亚健康人群，可以调节情志、缓解疲劳与压力、强身健体、预防疾病。

阿胶膏方尤其适合贫血、肿瘤、月经不调患者，身体虚弱者，孕妇（保胎安胎）、久病体虚者、中老年女性、脑力劳动者以及体力劳动者（运动员）服用。

4. 不适宜服用膏方的人群

不适宜进补膏方的人群包括孕妇、婴幼儿，以及急性病、感染、慢性病发作期和活动期患者（如胃痛、腹泻、胆囊炎、胆石症发作、肝炎、转氨酶升高等）。身体十分虚弱者，由于中医讲究“虚不受补”，所以膏方也不适用于这类人群，建议先进行治疗，待身体恢复一段时间后再服用膏方。由于补品服用后要经消化吸收才能起作用，因此肠胃功能不佳、消化吸收状况较差者，服用滋补品会加重上述症状。

5. 膏方的作用

（1）补虚扶弱：凡气血不足、五脏亏损、体质虚弱者，外科手术、产后、重病及慢性消耗性疾病恢复期出现的各种虚弱症状者，均宜冬令进补膏方，从而有助于虚弱者恢复健康、增强体质、改善生活质量。

（2）抗衰延年：老年人气血衰退、精力不足、脏腑功能低下者，可以在冬令进补膏方，以抗衰延年。中年人由于机体各脏器功能随年龄增加而逐渐下降，易出现头晕目眩、腰膝酸软、神疲乏力、心悸失眠、记忆力衰退等，进补膏方可增强体质、防止早衰。

（3）纠正亚健康状态：膏方对调节阴阳平衡，纠正亚健康状态、帮助人体恢复到最佳状态等作用较为显著。在快节奏、压力大的环境中工作，不少年轻人因精力透支而出现头晕腰酸、疲倦乏力、头发早白等亚健康状态，服用膏方有助于恢复常态。

（4）防病治病：针对患者不同病症开出的膏方能防病治病，尤其对处于康复期的癌症患者，在冬令服食扶正膏方，不仅能提高免疫功能，而且能在体内贮存丰富的营养物质，有助于来年防复发、抗转移。

6. 膏方的服用误区

当前，膏方在全国逐渐流行起来，每到立冬之前，不少医院就已经开始设立膏方门诊，但也有一部分人对膏方一知半解，通过冬令进补效果并不理想，甚至事与愿违，这种情况多与其认识上存在一些误区有关。

误区一：膏方价格越高效果越好

很多人认为，膏方就是用于进补的，在未对服用者体质、证候、病情进行系统辨证的前提下，随意添加价格昂贵的中药材，如野山参、鹿茸等，容易导致服用后出现流鼻血、口干咽燥等症状。价格高低并不能完全代表疗效的优劣，只有适合自身身体情况的膏方才能起到最好的效果。

误区二：膏方就是补药，服膏方就是进补

随着人们健康意识的增强，服用膏滋进补成风，近年来流行的固元膏，有些人未经医生指导进行滥补，有时结果会适得其反，不仅没有强壮身体，反倒因滋补太过而出现胃肠不适、上火、过敏等症状。

误区三：膏方只适合冬令进补

一到冬季，很多人会涌入医院或诊所，要求开膏方进补。但事实上，服用膏方应根据服用者的体质、病情等辨证论治，通过膏方治病纠偏、补虚扶正者，只要体质或病情需要，一年四季均可开膏方进补，不必拘泥于冬季服用。

误区四：膏方进补能立竿见影

膏方的作用是缓慢的，不能急于求成。原本身体十分虚弱的人，想通过服用膏方立刻变得强壮是不现实的。因此，进补者要正确认识膏方的疗效，只有坚持服用，才能获益。

误区五：膏方能治百病

膏方不是万能的，并不是所有病症都适合服用膏方，孕妇、婴幼儿，以及急性病、感染、慢性病发作期和活动期患者等不宜服用。因此，进补者要明确膏方的主要作用是调理机体、祛除病邪、增强体质，必须因人、因地、因时制宜。

七、阿胶禁忌证

《神农本草经》中记载阿胶“无毒，多服、久服不伤人，欲轻身益气，不老延年者可服之”，为药用、滋补皆宜的珍品。阿胶性质比较平和，很多人认为阿胶具有“有病治病，无病强身”的作用。其实，如果滥用阿胶，会出现腹胀、口臭、咽痛、口舌生疮、便秘、消化不良等症状，而且服用期间需忌食肥厚油腻之品以及萝卜、浓茶等。

（一）湿热体质者不宜服用

湿热体质者的主要表现为舌苔黄厚、食欲不振、女性白带黄稠、怕热等，不宜服用。如果小便、舌苔发黄，则说明阳气较盛、内热较重，应禁食阿胶。

（二）脾胃虚弱者不宜服用

脾胃虚弱者出现呕吐、消化不良、腹泻等病症时，应慎服阿胶制剂，因为阿胶质地黏腻，会妨碍脾胃的消化功能，易导致腹胀、腹泻、便秘或其他症状的发生。

（三）体内有瘀血者不宜服用

体内有瘀血者的表现为肤色晦暗，伴有瘀斑、瘀点，或舌体有瘀斑、瘀点，服用阿胶会使瘀血不除，甚至加重。

（四）女性经期不宜服用

阿胶既有补血作用，又有止血作用。女性经期时服用阿胶，可能会导致经量大增或经期缩短，个别敏感者甚至会出现血崩。如果确有补血、调气、养颜的需要，应在月经结束后服用阿胶，月经过多、经期过长或崩漏者除外。

（五）感冒期间不宜服用

有些感冒存在“寒包火”的问题，此时服用具有滋补作用的阿胶，会加剧内热，不利于感冒痊愈。

八、阿胶不良反应及处理方法

（一）火气亢盛（“上火”）

有些人服用阿胶后，会出现火气亢盛的表现，如鼻腔、口唇等部位干裂，或眼睛干涩、发红、眼部分泌物增多，甚至出现喉咙干痛、大便秘结或大便带血等，个别还会出现血压升高。

一般认为，新制成的阿胶有火气，可置阴凉干燥处存放一年半载，以去除其“火性”。古时服用阿胶要自然放置几年来去除“火性”。

常用的防止“上火”的方法有以下几种。

（1）热性体质者，如果没有血虚症状，则不需要服食阿胶。此类人群进补阿胶时，可将阿胶与西洋参同服，能益气补血而清火；或将阿胶与知母、莲心同服，能补血益肾、养阴清火。

（2）阿胶服用量不宜过大，每人每天服用阿胶以 3~9g 为宜。

（3）易上火者服用阿胶时，通常要配合性平食物如山药、番茄、糯米等，或与微凉的藕粉、莲子、梨等一起服用。

（4）减半服用阿胶，同时多食蔬菜、水果，多饮水。

（5）恰当配伍以防止上火，如夏季可将阿胶与龟苓膏、西洋参、麦冬、金银花、菊花、百合、莲子等清凉之品配伍食用。若影响食欲，可配伍山楂同服。

（二）消化不良

阿胶滋腻，脾胃虚寒者食用后容易引起消化不良。脾胃为后天之本，如果脾胃功能受阻，再好的药物人体也无法消受。因此在服用阿胶时，最好配以调理脾胃的药，尤其对于脾胃功能不佳者，这样能促进阿胶的消化吸收，使效果倍增。服用阿胶后，如果出现肠胃不适等症状，可暂停食用并配以清淡饮食，待脾胃功能恢复正常后再根据情况服用。

参考文献

[1]谭兴贵，廖全清. 阿胶[M]. 天津：天津科学技术出版社，2010.
[2]杨福安，王京娥. 中国阿胶[M]. 北京：人民日报出版社，2015.
[3]秦玉峰. 阿胶百科知识[M]. 北京：中国中医药出版社，2019.
[4]田景振. 阿胶基础研究与应用[M]. 北京：中国中医药出版社，2015.
[5]杨福安，王京娥. 阿胶[M]. 北京：文化艺术出版社，2013.
[6]李强. 阿胶源产地考[J]. 中成药，1994，16(7)：49.
[7]靳光乾，钮中华，钟方晓，等. 阿胶的历史研究[J]. 中国中药杂志，2001，26(07)：491-494.
[8]韦钦国. 历史上阿胶生产中心的三次转移[N]. 中国中医药报，2017.
[9]张金聚，张英，孟江，等. 阿胶历史沿革[J]. 中国中药杂志，2020，45(10)：2464-2472.
[10]秦玉峰. 创新是最好的传承[N]. 华夏时报，2019.
[11]吴长虹，王若光，等. 阿胶的历史沿革、研究现状及相关思考[J]. 湖南中医药大学学报. 2008，28(06)：

77-79.
[12]胡晶红，张永清，丁代兄. 我国阿胶原料动物驴的种质资源概况[J]. 中国现代中药，2013，15(1)：388-393.
[13]张明娟. 肉驴养殖发展前景与养殖技术[J]. 畜禽养殖科学，2019，(20)：92-93.
[14]禹城市惠民农业科技有限公司. 浅谈驴的饲养管理方法[A]. 第四届(2018)中国驴业发展大会暨第二届国际毛驴产业发展论坛论文集[C]. 聊城：中国畜牧业协会，2018：114-120.
[15]陈军，邓晓峰，邓强，等. 新疆地方驴种选育及驴驹饲养管理要点[J]. 新疆畜牧业，2014，(1)：33-35.
[16]王玉斌，赵培芳，陈慧萍，等. 中国毛驴产业发展形势及对策建议[J]. 家畜生态学报，2020，41(2)：87-91.
[17]吴宪，王佳，李伟，等. 育肥驴的饲养管理技术[J]. 现代畜牧科技，2020，62(2)：13-15.
[18]袁志良. 驴的规范性饲养的技术要点[J]. 畜牧兽医科技信息，2019，(11)：125.
[19]国家药典委员会. 中华人民共和国药典. 一部[S]. 北京：中国医药科技出版社，2015.
[20]祝之友. 神农本草经药物解读(壹)[M]. 北京：人民卫生出版社，2001.

[21]刘学萍．阿胶及其伪品的鉴别[J]．中国医药指南，2010，008(030)：228-229．

[22]赵婷婷，王春艳，史兆松，等．黄明胶现代研究进展[J]．中医药导报，2017，023(019)：109-110，113．

[23]张振平，赵慎忠．新阿胶的研究及其对皮胶类药物研究[A]．全国中医药科研与教学改革研讨会论文集[C]．太原：全国中医药科研与教学改革研讨会，2004：312-314．

[24]张飘飘，阎晓丹，杜鹏程，等．阿胶的化学成分及其药理毒理学研究进展[J]．山东医药，2016，56(9)：95-97．

[25]陈定一，王静竹，刘文林．阿胶及其炮制品中氨基酸和微量元素的分析研究[J]．中国中药杂志，1991，16(2)：83-84．

[26]霍光华．阿胶氨基酸矿物成分分析与评价[J]．氨基酸和生物资源，1996，18(4)：22-24．

[27]刘颖，周庆华．中药阿胶有效成分测定方法的研究[J]．中医药信息，2001，18(6)：46-47．

[28]郭中坤，王可洲，籍国霞，等．阿胶的成分、鉴别方法及药理作用研究进展[J]．辽宁中医药大学学报，2015，17(4)：71-74．

[29]陈慧慧，冯明建，朱海芳，等．阿胶药理研究进展[J]．药物研究，2014，31(1)：23-26．

[30]王文君．中药阿胶的临床应用及其药理研究[J]．内蒙古中医药，2017，36(10)：104．

[31]路承彪，童秋声，吴钧．中药阿胶对正常小鼠细胞免疫学功能的影响[J]．中药药理与临床，1991，7(4)：24-26．

[32]李宗铎，李天新，李宗铭，等．阿胶的药理作用[J]．河南中医，1989，6：27-29．

[33]殷惠，葛新发，李昭波，等．霸王七、绞股蓝、阿胶等多味中草药配伍抗疲劳效果的实验研究[J]．中国运动医学杂志，1995，14(3)：138-139．

[34]常德有，杨靖，董福慧．阿胶对体外培养大鼠成骨细胞增殖、分化功能的影响[J]．中国老年学杂志，2009，12(29)：3230-3232．

[35]王东军，俞屹婷，顾超，等．黄连阿胶汤方证探析与临床应用[J]．中华中医药杂志，2016，10(10)：4061-4063．

[36]杜怡波，樊慧蓉，阎昭．阿胶的化学成分及药理作用研究进展[J]．天津医科大学学报，2018，24(3)：267-270．

[37]刘培民，蔡宝昌，解锡军，等．阿胶含药血清对白血病K562细胞P53基因表达的影响[J]．中药药理与临床，2005，21(6)：33-35．

[38]李雪墨．验证复方阿胶浆功效，为亚健康人群带来福

音——“复方阿胶浆临床药理研究研讨会”成功举办［J］. 中国食品，2016，710（22）：44-49.
［39］胡俊峰，李国珍，李茂进. 天麻和阿胶对铅所致大鼠海马结构及功能损害的保护作用［J］. 中华劳动卫生职业病杂志，2003，21（2）：124-127.
［40］汝文文，和娴娴，钤莉妍，等. 阿胶对围绝经期大鼠卵巢颗粒细胞凋亡及Bcl-2和Bax表达的影响［J］. 药物研究，2015，32（3）：147-150.
［41］李欣怡，王枫，赵乌兰，等. 阿胶对缺铁性聋豚鼠耳蜗SOD的影响［J］. 浙江中医药大学学报，2012，36（9）：1048-1051.
［42］田碧文，胡宏. 阿胶、五味子、刺五加、枸杞对双歧杆菌生长的影响［J］. 中国微生态学杂志，1996，8（2）：11-13.
［43］赵福东，董竞成，崔焱，等. 阿胶对哮喘大鼠气道炎症及外周血Ⅰ型/Ⅱ型T辅助细胞因子的影响［J］. 中国实验方剂学杂志，2006，12（6）：59-61.
［44］乔明. 中药煎膏剂制备的一些经验体会［A］. 全国中药研究暨中药房管理学术研讨会论文汇编［C］. 北京：中华中医药学会，1998：21-22.
［45］李慧，王一涛. 近10年软胶囊剂的国内外研究进展［J］. 中国中医药信息杂志，2003，10（2）：78-80.
［46］朱磊，刘婉莹，张宁，等. 对中药口服液澄明度的研究

[J]. 现代中药研究与实践，2015，029（001）：86-88.
[47]朱立刚，李志峰. 中药糖衣片包衣技术改进的研究[J]. 黑龙江中医药，2005，(1)：52-52.
[48]胡军影，程显隆，肖新月，等. 阿胶的化学成分及质量评价方法研究进展[J]. 中国药事，2007，21（3）：193-195.
[49]吴海燕，孙佳明，张辉. 阿胶的研究进展[J]. 吉林中医药. 2016，(1)：57-60.
[50]沈武飞. "阿胶"保健宜与忌[J]. 医药与保健，1997，(9)：48-48.
[51]秦玉峰，尤金花. 阿胶古今临床应用[M]. 北京：中国中医药出版社，2013.
[52]柴海强. 滋补养生话阿胶[M]. 北京：中国中医药出版社，2017.
[53]柴海强，李春芳. 阿胶滋补大全[M]. 北京：中国中医药出版社，2018.
[54]祝之友. 阿胶临床应用的注意事项[J]. 中国中医药现代远程教育，2016，14（11）：109.
[55]张明妍，郑文科，杨丰文，等. 复方阿胶浆防治癌症化疗后骨髓抑制疗效和安全性的系统评价[J]. 天津中医药，2019，36（5）：459-465.
[56]芦殿荣，芦殿香，殷玉琨，等. 复方阿胶浆改善恶性肿瘤患者生活质量的临床研究[J]. 云南中医中药杂志，

2015，36（3）：14-17.
[57] 白雅黎，韦宇，朱向东，等. 阿胶的量效关系及其临床应用［J］. 吉林中医药，2020，40（1）：100-103.
[58] 韩露秋，周慧芳，王小兰. 阿胶在安胎中的临床应用［J］. 吉林中医药，2020，40（2）：238-241.
[59] 汤明启，孟春丽. 两种阿胶珠的炮制方法及临床应用［J］. 亚太传统医药，2015，11（10）：44.